Libro de migraña

Si puede averiguar dónde se localiza su dolor, esto puede ser esto puede ser la clave para averiguar por qué tienes el dolor. Este diario puede ayudarte a hacer un seguimiento de tus síntomas y encontrar un alivio eficaz o decidir si necesitas ayuda médica.

Libro de migraña

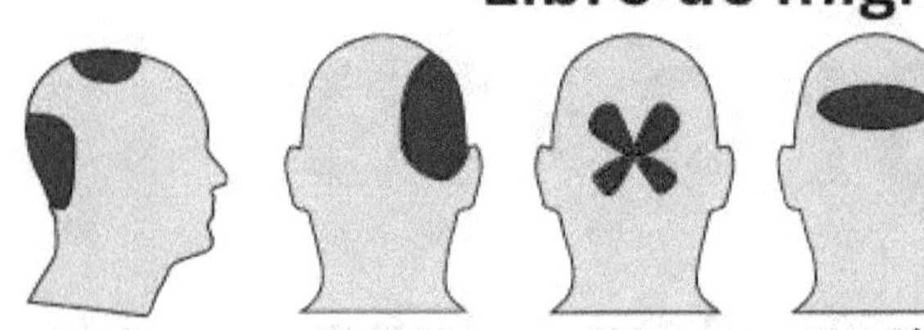

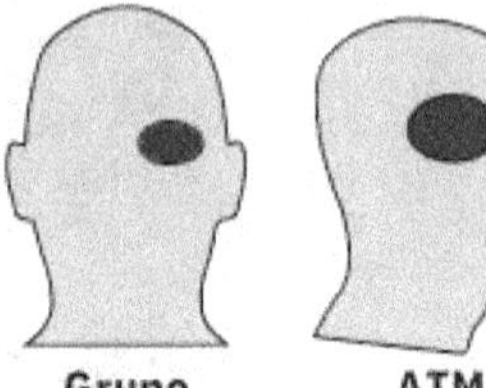

FECHA: _______________   **TIEMPO [ ]:** _____________ __________

☐ ☐ ☐ ☐ ☐ ☐ 🌡 __________

Intensidad del dolor

1	2	3	4	5	6	7	8	9	10

Disparadores

☐ Hambre	☐ Insomnio
☐ Luces brillantes	☐ Enfermedad
☐ Café	☐ Cansancio
☐ Estrés en el trabajo	☐ Olores/ Aromas
☐ Estrés en casa	☐ Movimiento
☐ comidas salteadas	☐ Tensión ocular
☐ Ansiedad	☐ _______________

Medidas de alivio

Medicación	
Agua	
Dormir	
Ejercicio	
Otros	
Otros	

Notas: _______________

Libro de migraña

Libro de migraña

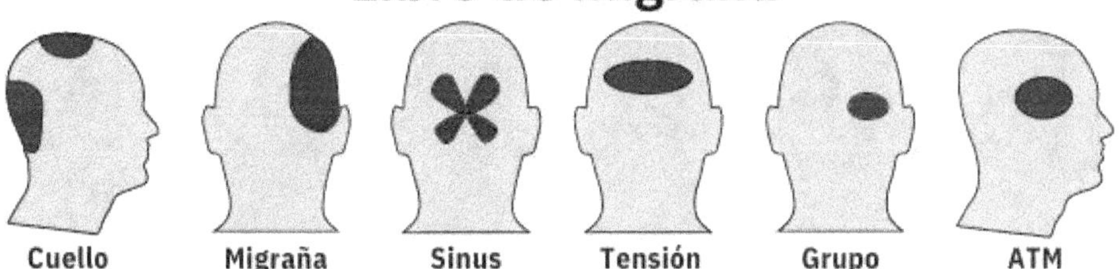

FECHA: _______________   **TIEMPO [ ]:** _______________ _______________

Intensidad del dolor

1	2	3	4	5	6	7	8	9	10

Disparadores

☐ Hambre		☐ Insomnio	
☐ Luces brillantes		☐ Enfermedad	
☐ Café		☐ Cansancio	
☐ Estrés en el trabajo		☐ Olores/ Aromas	
☐ Estrés en casa		☐ Movimiento	
☐ comidas salteadas		☐ Tensión ocular	
☐ Ansiedad		☐ _______________	

Medidas de alivio

Medicación	
Agua	
Dormir	
Ejercicio	
Otros	
Otros	

Notas: _______________

Libro de migraña

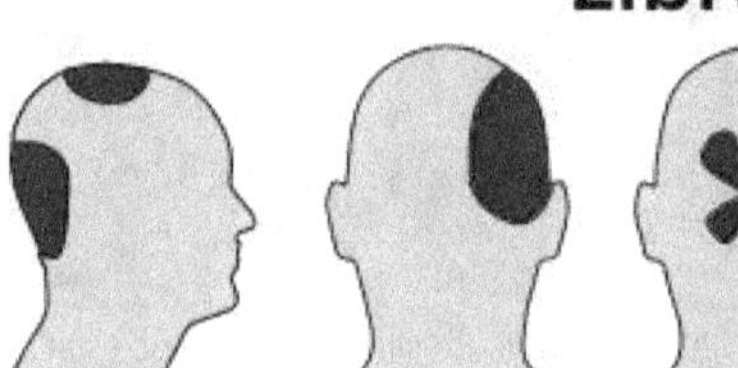

Cuello   Migraña   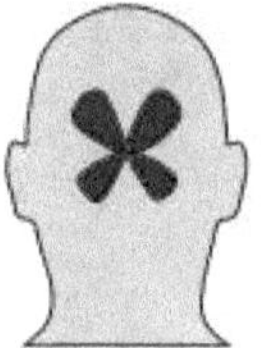 Sinus   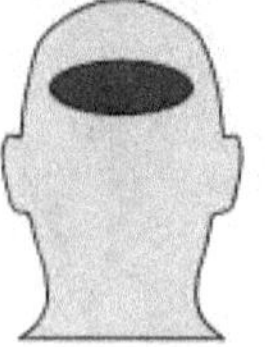 Tensión   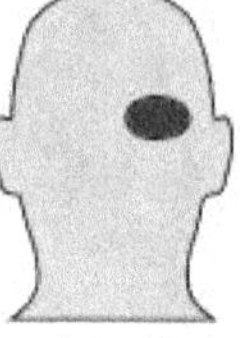 Grupo   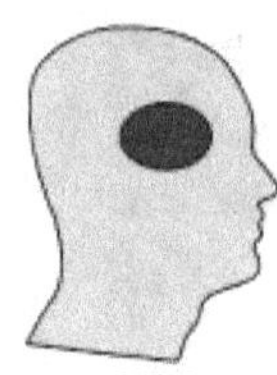 ATM

FECHA: _________________   **TIEMPO [ ]:** _________________

☐   ☐   ☐   ☐   ☐   ☐   _________

Intensidad del dolor

1	2	3	4	5	6	7	8	9	10

Disparadores

☐ Hambre	☐ Insomnio
☐ Luces brillantes	☐ Enfermedad
☐ Café	☐ Cansancio
☐ Estrés en el trabajo	☐ Olores/ Aromas
☐ Estrés en casa	☐ Movimiento
☐ comidas salteadas	☐ Tensión ocular
☐ Ansiedad	☐ _________________

Medidas de alivio

Medicación	
Agua	
Dormir	
Ejercicio	
Otros	
Otros	

Notas: _________________

Libro de migraña

Libro de migraña

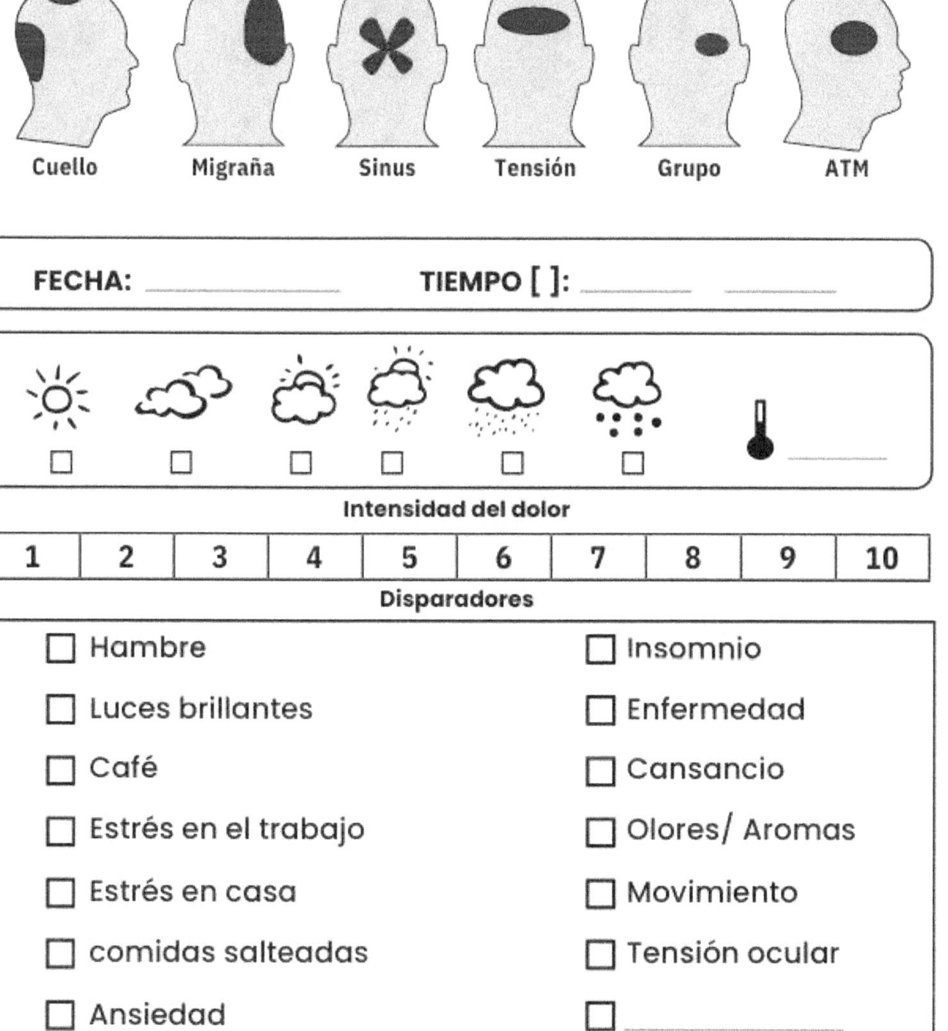

FECHA: _____________   TIEMPO [ ]: _____________ __________

Intensidad del dolor

1	2	3	4	5	6	7	8	9	10

Disparadores

- ☐ Hambre
- ☐ Luces brillantes
- ☐ Café
- ☐ Estrés en el trabajo
- ☐ Estrés en casa
- ☐ comidas salteadas
- ☐ Ansiedad

- ☐ Insomnio
- ☐ Enfermedad
- ☐ Cansancio
- ☐ Olores/ Aromas
- ☐ Movimiento
- ☐ Tensión ocular
- ☐ _____________

Medidas de alivio

Medicación	
Agua	
Dormir	
Ejercicio	
Otros	
Otros	

Notas:

Libro de migraña

Libro de migraña

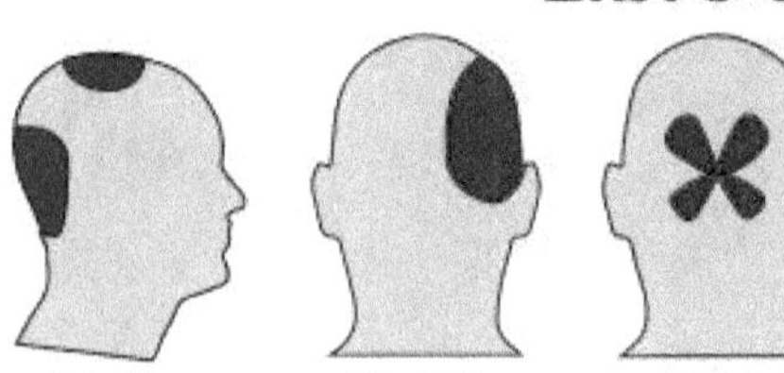
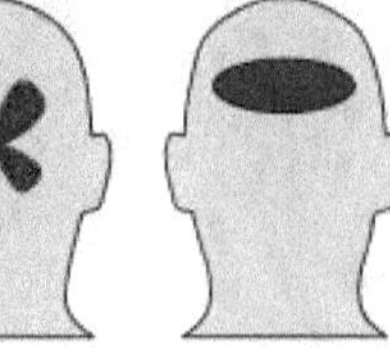
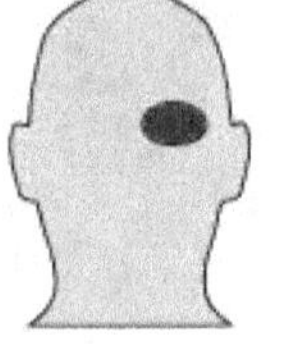
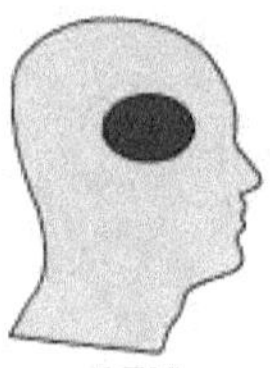

| Cuello | Migraña | Sinus | Tensión | Grupo | ATM |

FECHA: _______________   **TIEMPO [ ]:** _____________ _____________

☀ ☐   ⛅ ☐   🌦 ☐   🌧 ☐   🌧 ☐   🌨 ☐   🌡 _____________

Intensidad del dolor

| 1 | 2 | 3 | 4 | 5 | 6 | 7 | 8 | 9 | 10 |

Disparadores

☐ Hambre		☐ Insomnio
☐ Luces brillantes		☐ Enfermedad
☐ Café		☐ Cansancio
☐ Estrés en el trabajo		☐ Olores/ Aromas
☐ Estrés en casa		☐ Movimiento
☐ comidas salteadas		☐ Tensión ocular
☐ Ansiedad		☐ _______________

Medidas de alivio

Medicación	
Agua	
Dormir	
Ejercicio	
Otros	
Otros	

Notas: _______________

Libro de migraña

Libro de migraña

| Cuello | Migraña | Sinus | Tensión | Grupo | ATM |

FECHA: _______________   **TIEMPO [ ]:** _______________

Intensidad del dolor

| 1 | 2 | 3 | 4 | 5 | 6 | 7 | 8 | 9 | 10 |

Disparadores

☐ Hambre	☐ Insomnio
☐ Luces brillantes	☐ Enfermedad
☐ Café	☐ Cansancio
☐ Estrés en el trabajo	☐ Olores/ Aromas
☐ Estrés en casa	☐ Movimiento
☐ comidas salteadas	☐ Tensión ocular
☐ Ansiedad	☐ _______________

Medidas de alivio

Medicación	
Agua	
Dormir	
Ejercicio	
Otros	
Otros	

Notas:

Libro de migraña

Libro de migraña

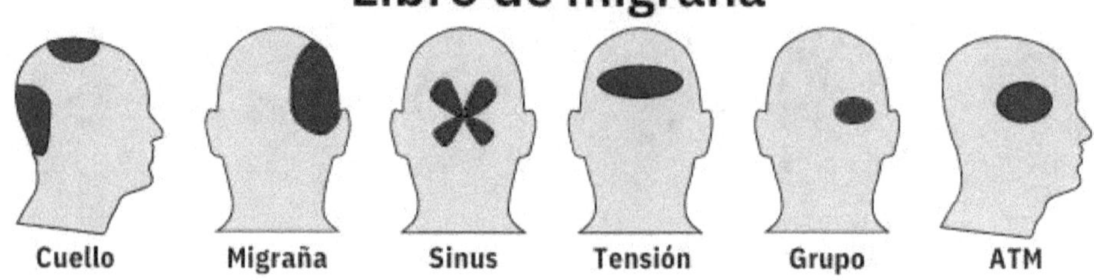

FECHA: _______________   **TIEMPO [ ]:** ___________   ___________

Intensidad del dolor

1	2	3	4	5	6	7	8	9	10

Disparadores

- ☐ Hambre
- ☐ Luces brillantes
- ☐ Café
- ☐ Estrés en el trabajo
- ☐ Estrés en casa
- ☐ comidas salteadas
- ☐ Ansiedad

- ☐ Insomnio
- ☐ Enfermedad
- ☐ Cansancio
- ☐ Olores/ Aromas
- ☐ Movimiento
- ☐ Tensión ocular
- ☐ _______________

Medidas de alivio

Medicación	
Agua	
Dormir	
Ejercicio	
Otros	
Otros	

Notas: _______________

Libro de migraña

Libro de migraña

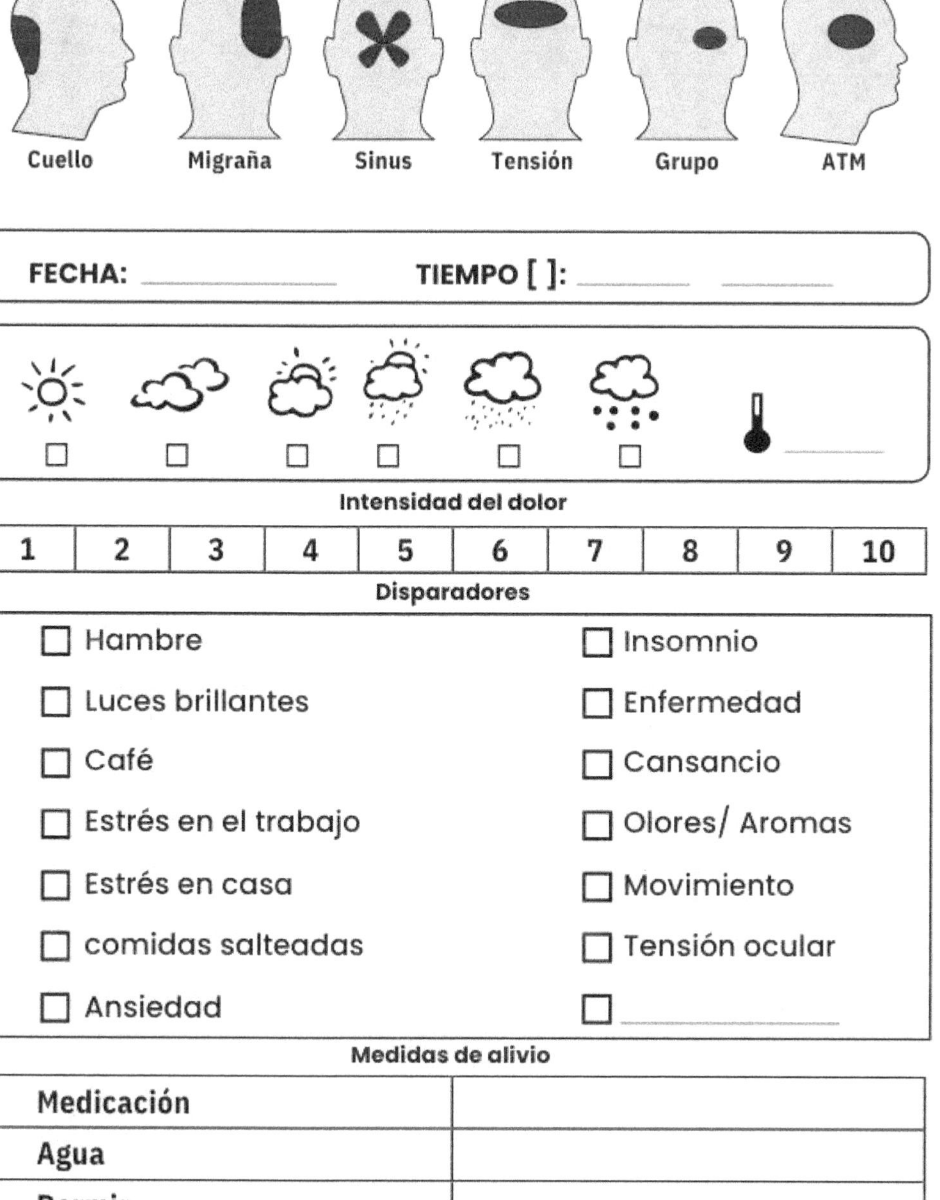

| Cuello | Migraña | Sinus | Tensión | Grupo | ATM |

FECHA: _____________ **TIEMPO [ ]:** _____________

☐ ☐ ☐ ☐ ☐ ☐

Intensidad del dolor

1	2	3	4	5	6	7	8	9	10

Disparadores

☐ Hambre	☐ Insomnio
☐ Luces brillantes	☐ Enfermedad
☐ Café	☐ Cansancio
☐ Estrés en el trabajo	☐ Olores/ Aromas
☐ Estrés en casa	☐ Movimiento
☐ comidas salteadas	☐ Tensión ocular
☐ Ansiedad	☐ _____________

Medidas de alivio

Medicación	
Agua	
Dormir	
Ejercicio	
Otros	
Otros	

Notas:

Libro de migraña

Libro de migraña

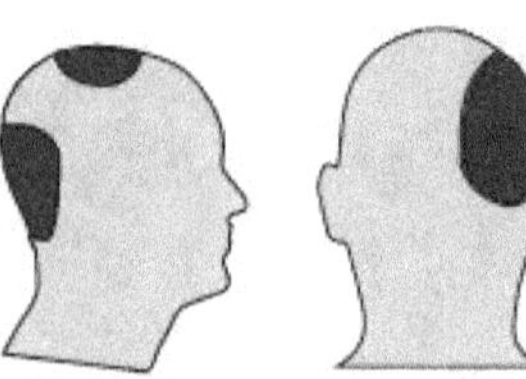 Cuello

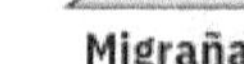 Migraña

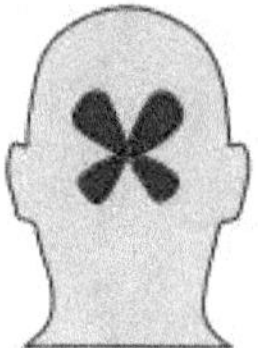 Sinus

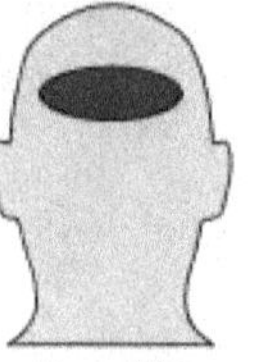 Tensión

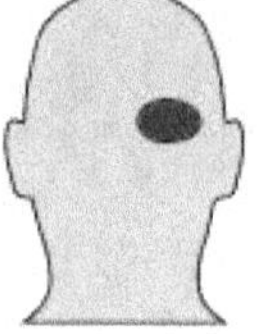 Grupo

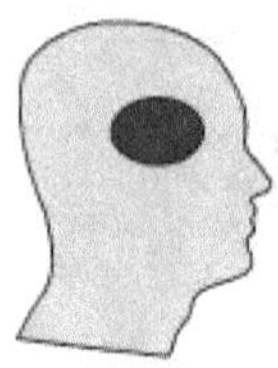 ATM

FECHA: _______________   TIEMPO [ ]: _________ _________

Intensidad del dolor

1	2	3	4	5	6	7	8	9	10

Disparadores

☐ Hambre	☐ Insomnio
☐ Luces brillantes	☐ Enfermedad
☐ Café	☐ Cansancio
☐ Estrés en el trabajo	☐ Olores/ Aromas
☐ Estrés en casa	☐ Movimiento
☐ comidas salteadas	☐ Tensión ocular
☐ Ansiedad	☐ _____________

Medidas de alivio

Medicación	
Agua	
Dormir	
Ejercicio	
Otros	
Otros	

Notas:

Libro de migraña

Libro de migraña

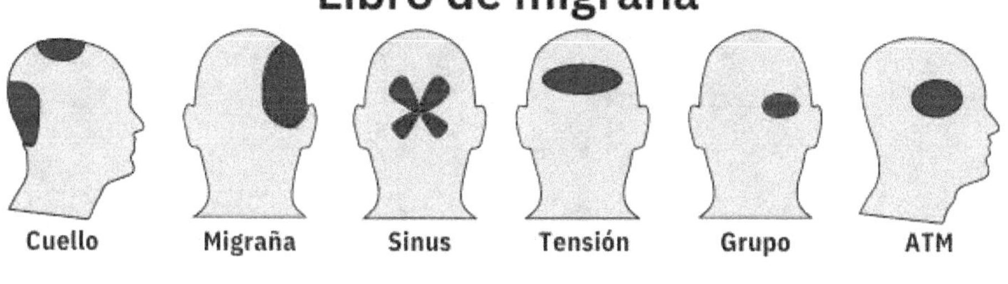

FECHA: ______________________   **TIEMPO [ ]:** ______________________

☐ ☐ ☐ ☐ ☐ ☐

Intensidad del dolor

1	2	3	4	5	6	7	8	9	10

Disparadores

☐ Hambre	☐ Insomnio
☐ Luces brillantes	☐ Enfermedad
☐ Café	☐ Cansancio
☐ Estrés en el trabajo	☐ Olores/ Aromas
☐ Estrés en casa	☐ Movimiento
☐ comidas salteadas	☐ Tensión ocular
☐ Ansiedad	☐ ______________

Medidas de alivio

Medicación	
Agua	
Dormir	
Ejercicio	
Otros	
Otros	

Notas:

Libro de migraña

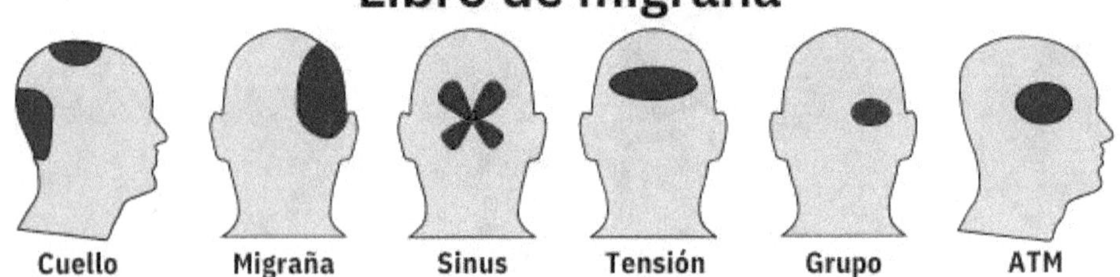

FECHA: _______________   **TIEMPO [ ]:** _______________ _______________

☐ ☐ ☐ ☐ ☐ ☐ 🌡️ _______________

Intensidad del dolor

| 1 | 2 | 3 | 4 | 5 | 6 | 7 | 8 | 9 | 10 |

Disparadores

☐ Hambre   ☐ Insomnio

☐ Luces brillantes   ☐ Enfermedad

☐ Café   ☐ Cansancio

☐ Estrés en el trabajo   ☐ Olores/ Aromas

☐ Estrés en casa   ☐ Movimiento

☐ comidas salteadas   ☐ Tensión ocular

☐ Ansiedad   ☐ _______________

Medidas de alivio

Medicación	
Agua	
Dormir	
Ejercicio	
Otros	
Otros	

Notas: _______________

Libro de migraña

Libro de migraña

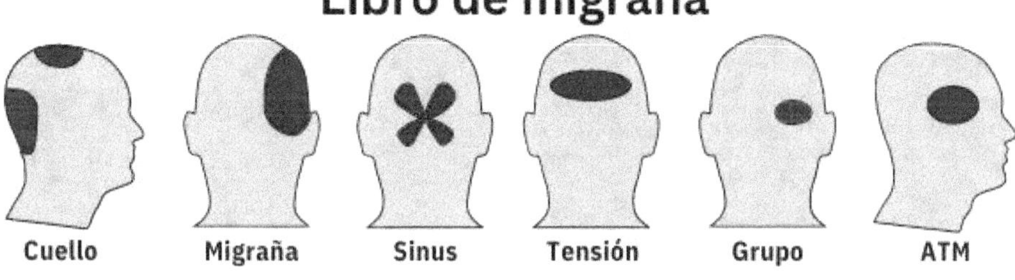

FECHA: ______________   **TIEMPO [ ]:** ______________ ______________

☐ ☐ ☐ ☐ ☐ ☐ |

Intensidad del dolor

1	2	3	4	5	6	7	8	9	10

Disparadores

☐ Hambre	☐ Insomnio
☐ Luces brillantes	☐ Enfermedad
☐ Café	☐ Cansancio
☐ Estrés en el trabajo	☐ Olores/ Aromas
☐ Estrés en casa	☐ Movimiento
☐ comidas salteadas	☐ Tensión ocular
☐ Ansiedad	☐ ______________

Medidas de alivio

Medicación	
Agua	
Dormir	
Ejercicio	
Otros	
Otros	

Notas:

Libro de migraña

Libro de migraña

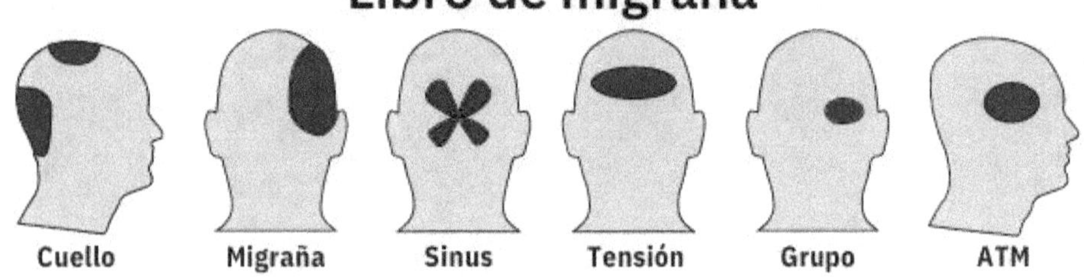

FECHA: _______________________   **TIEMPO [ ]:** _______________

☐   ☐   ☐   ☐   ☐   ☐   🌡 _______

Intensidad del dolor

1	2	3	4	5	6	7	8	9	10

Disparadores

☐ Hambre	☐ Insomnio
☐ Luces brillantes	☐ Enfermedad
☐ Café	☐ Cansancio
☐ Estrés en el trabajo	☐ Olores/ Aromas
☐ Estrés en casa	☐ Movimiento
☐ comidas salteadas	☐ Tensión ocular
☐ Ansiedad	☐ ____________

Medidas de alivio

Medicación	
Agua	
Dormir	
Ejercicio	
Otros	
Otros	

Notas: _______________________

Libro de migraña

Libro de migraña

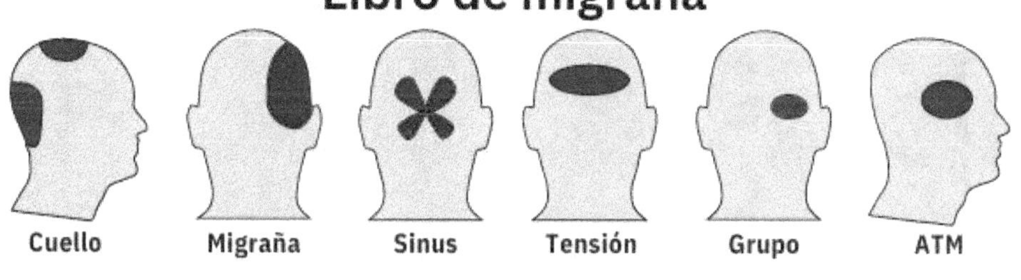

FECHA: _______________   TIEMPO [ ]: _______________ _______________

☐   ☐   ☐   ☐   ☐   ☐

Intensidad del dolor

1	2	3	4	5	6	7	8	9	10

Disparadores

☐ Hambre	☐ Insomnio
☐ Luces brillantes	☐ Enfermedad
☐ Café	☐ Cansancio
☐ Estrés en el trabajo	☐ Olores/ Aromas
☐ Estrés en casa	☐ Movimiento
☐ comidas salteadas	☐ Tensión ocular
☐ Ansiedad	☐ _______________

Medidas de alivio

Medicación	
Agua	
Dormir	
Ejercicio	
Otros	
Otros	

Notas:

Libro de migraña

Libro de migraña

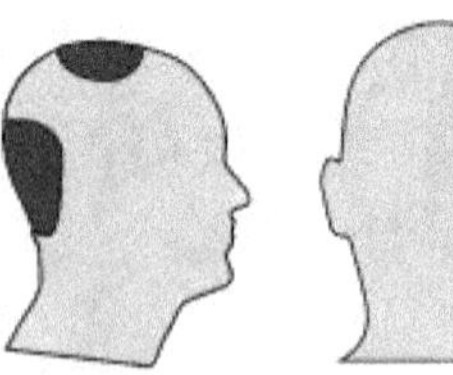 Cuello

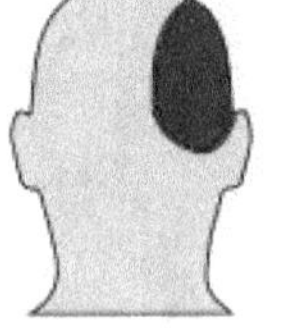 Migraña

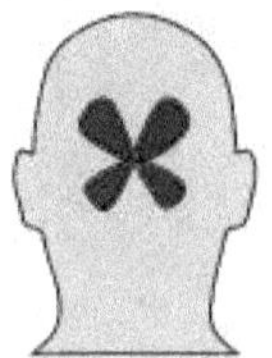 Sinus

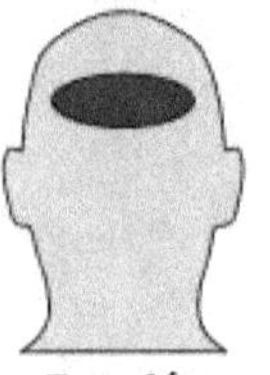 Tensión

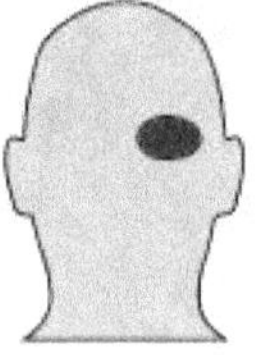 Grupo

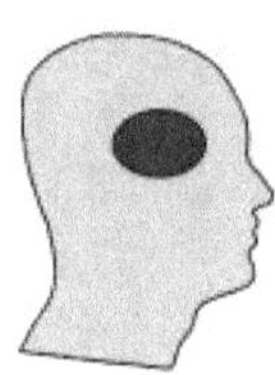 ATM

FECHA: _______________   TIEMPO [ ]: _____________ __________

☐ ☐ ☐ ☐ ☐ ☐   _____________

Intensidad del dolor

1	2	3	4	5	6	7	8	9	10

Disparadores

☐ Hambre	☐ Insomnio
☐ Luces brillantes	☐ Enfermedad
☐ Café	☐ Cansancio
☐ Estrés en el trabajo	☐ Olores/ Aromas
☐ Estrés en casa	☐ Movimiento
☐ comidas salteadas	☐ Tensión ocular
☐ Ansiedad	☐ _______________

Medidas de alivio

Medicación	
Agua	
Dormir	
Ejercicio	
Otros	
Otros	

Notas:

Libro de migraña

Libro de migraña

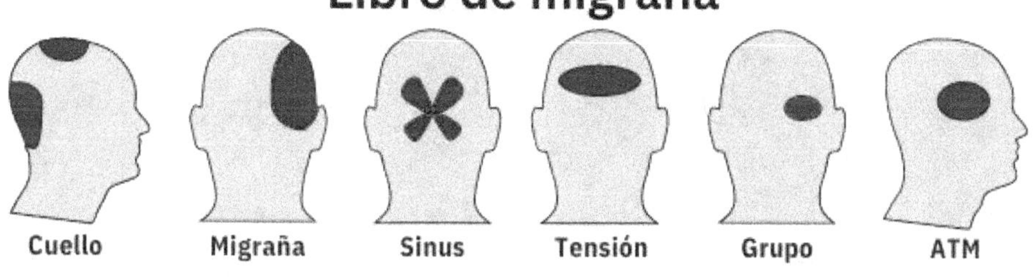

FECHA: _______________   **TIEMPO [ ]:** _______________ _______________

☐   ☐   ☐   ☐   ☐   ☐

Intensidad del dolor

1	2	3	4	5	6	7	8	9	10

Disparadores

☐ Hambre	☐ Insomnio
☐ Luces brillantes	☐ Enfermedad
☐ Café	☐ Cansancio
☐ Estrés en el trabajo	☐ Olores/ Aromas
☐ Estrés en casa	☐ Movimiento
☐ comidas salteadas	☐ Tensión ocular
☐ Ansiedad	☐ _______________

Medidas de alivio

Medicación	
Agua	
Dormir	
Ejercicio	
Otros	
Otros	

Notas:

Libro de migraña

Libro de migraña

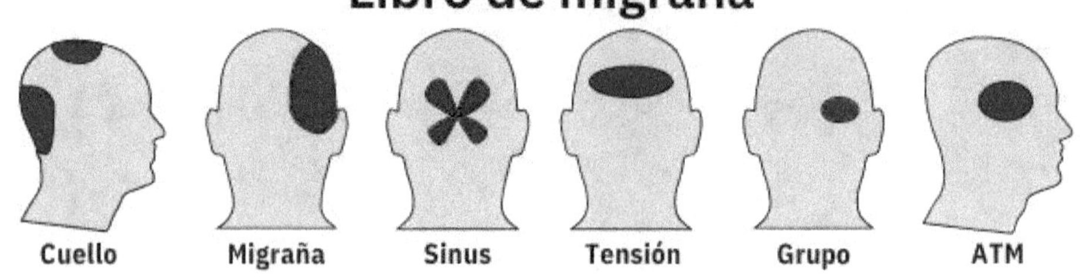

FECHA: ______________________   **TIEMPO [ ]:** ____________ ____________

[ ] ☀ [ ] ⛅ [ ] 🌤 [ ] 🌧 [ ] 🌧 [ ] 🌨   🌡 ____________

Intensidad del dolor

1	2	3	4	5	6	7	8	9	10

Disparadores

[ ] Hambre	[ ] Insomnio
[ ] Luces brillantes	[ ] Enfermedad
[ ] Café	[ ] Cansancio
[ ] Estrés en el trabajo	[ ] Olores/ Aromas
[ ] Estrés en casa	[ ] Movimiento
[ ] comidas salteadas	[ ] Tensión ocular
[ ] Ansiedad	[ ] ______________

Medidas de alivio

Medicación	
Agua	
Dormir	
Ejercicio	
Otros	
Otros	

Notas: ______________________

Libro de migraña

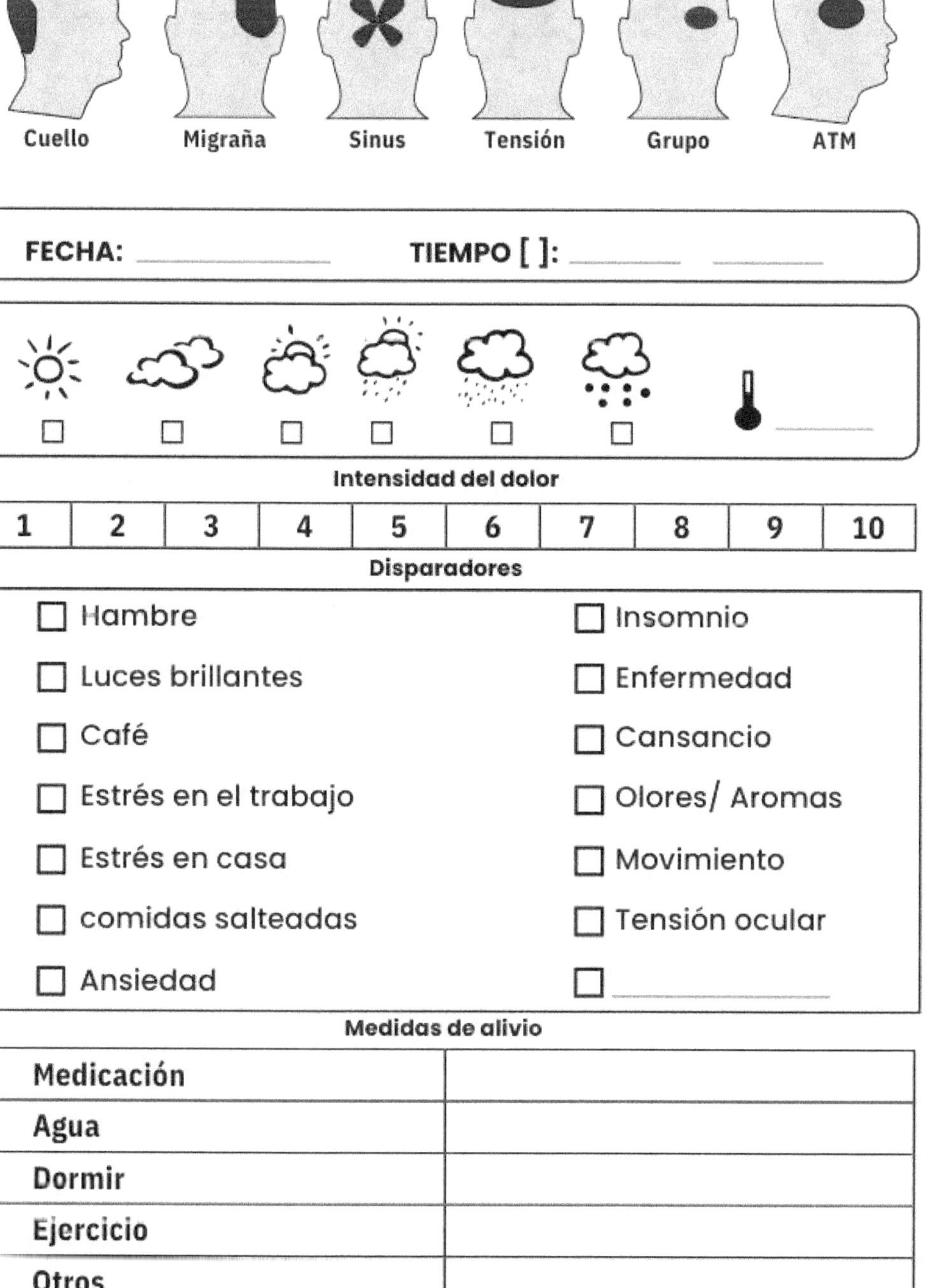

FECHA: _______________ **TIEMPO [ ]:** _______________ _______________

☐ ☐ ☐ ☐ ☐ ☐ 🌡 _______

Intensidad del dolor

1	2	3	4	5	6	7	8	9	10

Disparadores

☐ Hambre	☐ Insomnio
☐ Luces brillantes	☐ Enfermedad
☐ Café	☐ Cansancio
☐ Estrés en el trabajo	☐ Olores/ Aromas
☐ Estrés en casa	☐ Movimiento
☐ comidas salteadas	☐ Tensión ocular
☐ Ansiedad	☐ _______________

Medidas de alivio

Medicación	
Agua	
Dormir	
Ejercicio	
Otros	
Otros	

Notas:

Libro de migraña

Libro de migraña

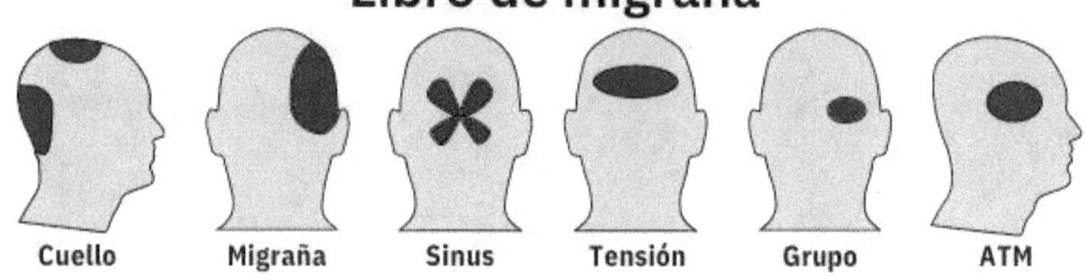

FECHA: _______________   TIEMPO [ ]: _________ _________

Intensidad del dolor

1	2	3	4	5	6	7	8	9	10

Disparadores

☐ Hambre   ☐ Insomnio

☐ Luces brillantes   ☐ Enfermedad

☐ Café   ☐ Cansancio

☐ Estrés en el trabajo   ☐ Olores/ Aromas

☐ Estrés en casa   ☐ Movimiento

☐ comidas salteadas   ☐ Tensión ocular

☐ Ansiedad   ☐ _______________

Medidas de alivio

Medicación	
Agua	
Dormir	
Ejercicio	
Otros	
Otros	

Notas: _______________

Libro de migraña

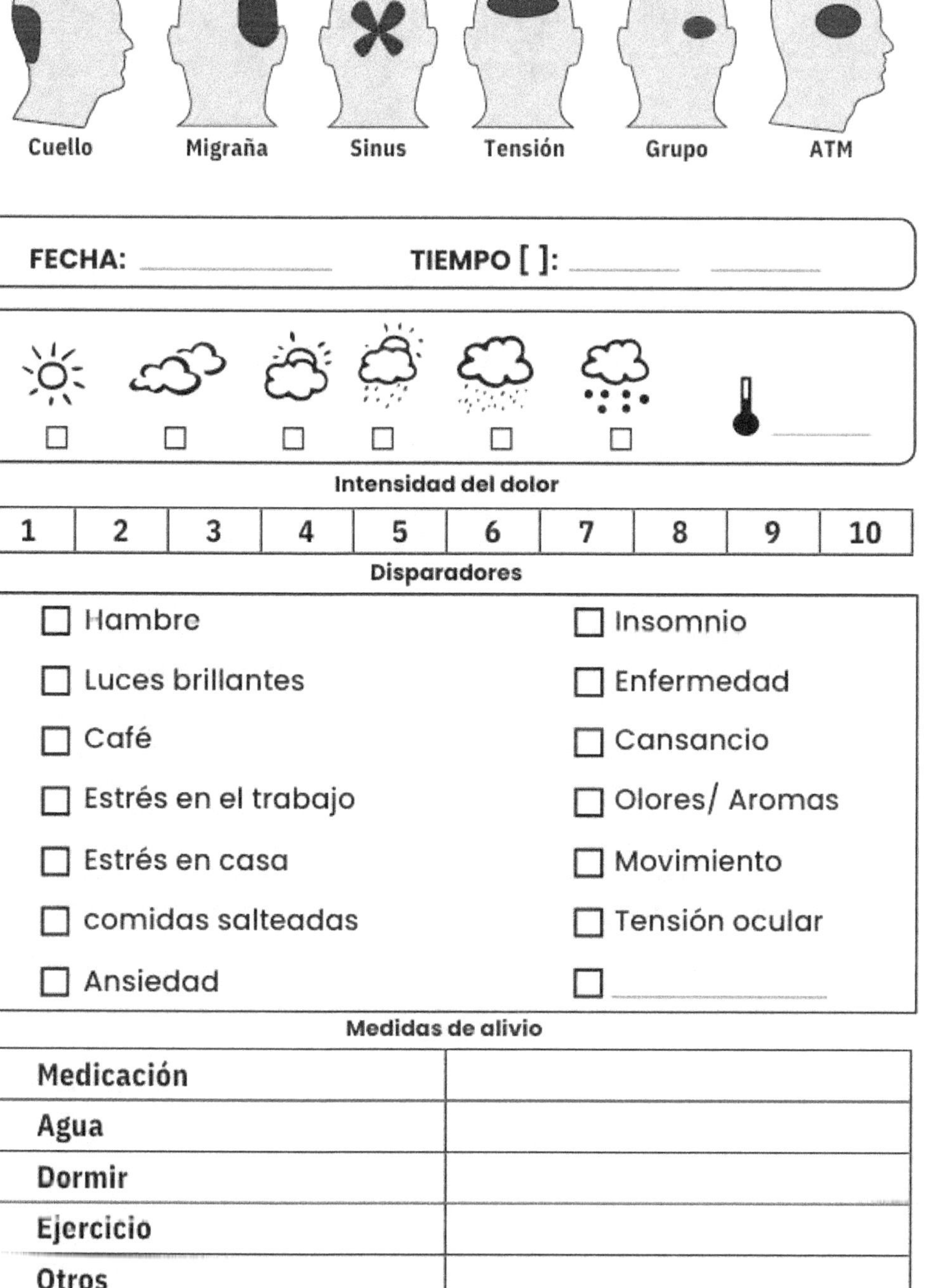

Libro de migraña

Libro de migraña

Libro de migraña

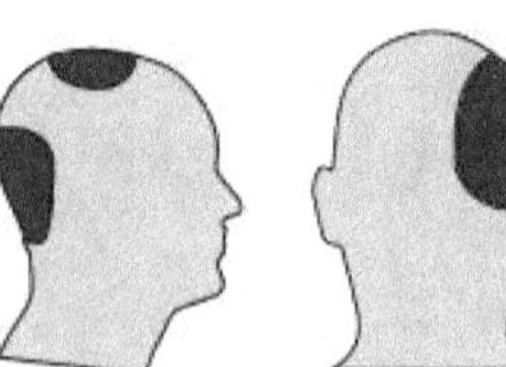

| Cuello | Migraña | Sinus | Tensión | Grupo | ATM |

FECHA: _______________   **TIEMPO [ ]:** _______________

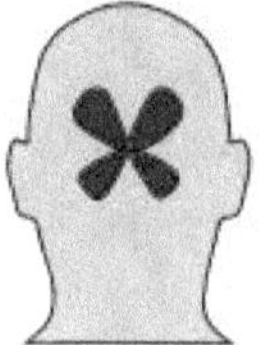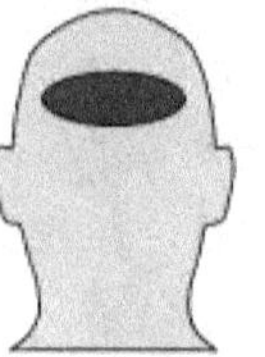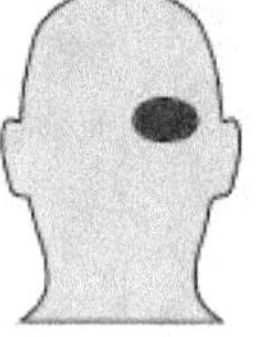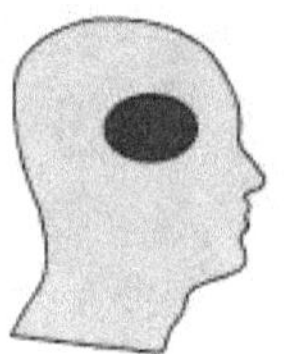

☐   ☐   ☐   ☐   ☐   ☐   _______

Intensidad del dolor

1	2	3	4	5	6	7	8	9	10

Disparadores

☐ Hambre	☐ Insomnio
☐ Luces brillantes	☐ Enfermedad
☐ Café	☐ Cansancio
☐ Estrés en el trabajo	☐ Olores/ Aromas
☐ Estrés en casa	☐ Movimiento
☐ comidas salteadas	☐ Tensión ocular
☐ Ansiedad	☐ _______________

Medidas de alivio

Medicación	
Agua	
Dormir	
Ejercicio	
Otros	
Otros	

Notas:

Libro de migraña

Libro de migraña

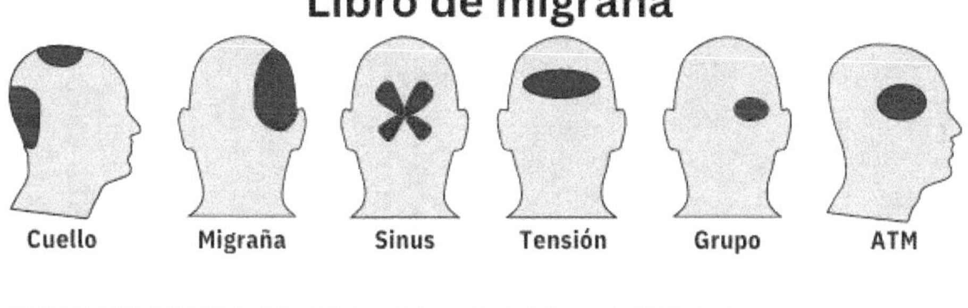

FECHA: ___________________   **TIEMPO [ ]:** ___________________

🌡️

Intensidad del dolor

1	2	3	4	5	6	7	8	9	10

Disparadores

- ☐ Hambre
- ☐ Luces brillantes
- ☐ Café
- ☐ Estrés en el trabajo
- ☐ Estrés en casa
- ☐ comidas salteadas
- ☐ Ansiedad

- ☐ Insomnio
- ☐ Enfermedad
- ☐ Cansancio
- ☐ Olores/ Aromas
- ☐ Movimiento
- ☐ Tensión ocular
- ☐ ___________________

Medidas de alivio

Medicación	
Agua	
Dormir	
Ejercicio	
Otros	
Otros	

Notas:

Libro de migraña

Libro de migraña

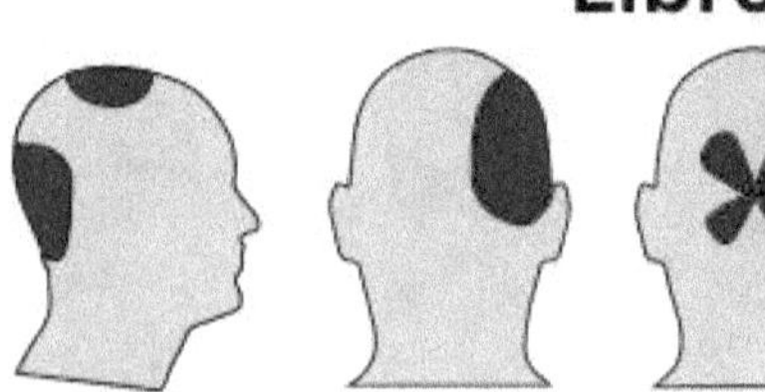 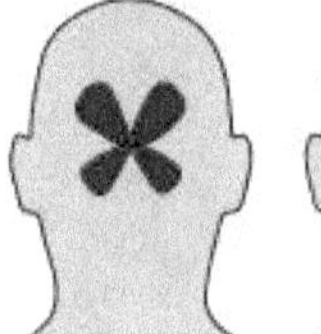 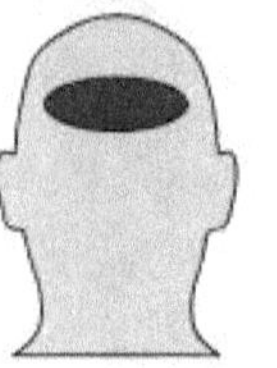 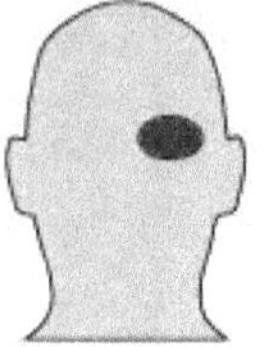 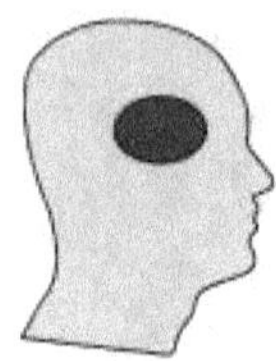

Cuello	Migraña	Sinus	Tensión	Grupo	ATM

FECHA: _______________   **TIEMPO [ ]:** _______________

☐ ☐ ☐ ☐ ☐ ☐ 🌡 _______

Intensidad del dolor

1	2	3	4	5	6	7	8	9	10

Disparadores

☐ Hambre	☐ Insomnio
☐ Luces brillantes	☐ Enfermedad
☐ Café	☐ Cansancio
☐ Estrés en el trabajo	☐ Olores/ Aromas
☐ Estrés en casa	☐ Movimiento
☐ comidas salteadas	☐ Tensión ocular
☐ Ansiedad	☐ _______________

Medidas de alivio

Medicación	
Agua	
Dormir	
Ejercicio	
Otros	
Otros	

Notas: _______________________________

Libro de migraña

Libro de migraña

| Cuello | Migraña | Sinus | Tensión | Grupo | ATM |

FECHA: ______________   **TIEMPO [ ]:** ______________ ______________

☐ ☐ ☐ ☐ ☐ ☐ | ______________

Intensidad del dolor

1	2	3	4	5	6	7	8	9	10

Disparadores

☐ Hambre	☐ Insomnio
☐ Luces brillantes	☐ Enfermedad
☐ Café	☐ Cansancio
☐ Estrés en el trabajo	☐ Olores/ Aromas
☐ Estrés en casa	☐ Movimiento
☐ comidas salteadas	☐ Tensión ocular
☐ Ansiedad	☐ ______________

Medidas de alivio

Medicación	
Agua	
Dormir	
Ejercicio	
Otros	
Otros	

Notas:

Libro de migraña

Libro de migraña

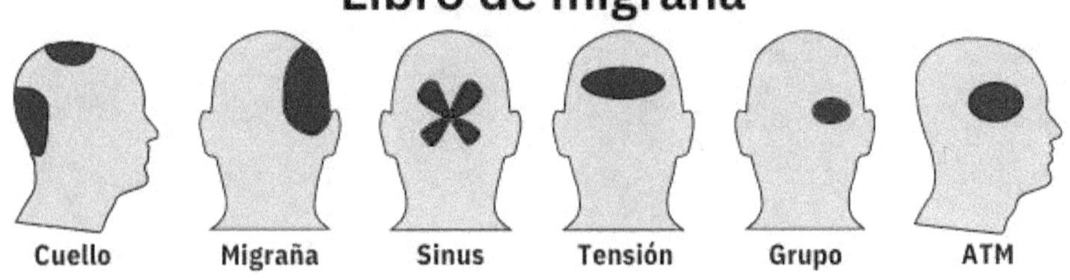

FECHA: _______________   **TIEMPO [ ]:** _______________   _______________

☐	☐	☐	☐	☐	☐	_______

Intensidad del dolor

1	2	3	4	5	6	7	8	9	10

Disparadores

☐ Hambre	☐ Insomnio
☐ Luces brillantes	☐ Enfermedad
☐ Café	☐ Cansancio
☐ Estrés en el trabajo	☐ Olores/ Aromas
☐ Estrés en casa	☐ Movimiento
☐ comidas salteadas	☐ Tensión ocular
☐ Ansiedad	☐ _______________

Medidas de alivio

Medicación	
Agua	
Dormir	
Ejercicio	
Otros	
Otros	

Notas: _______________

Libro de migraña

Libro de migraña

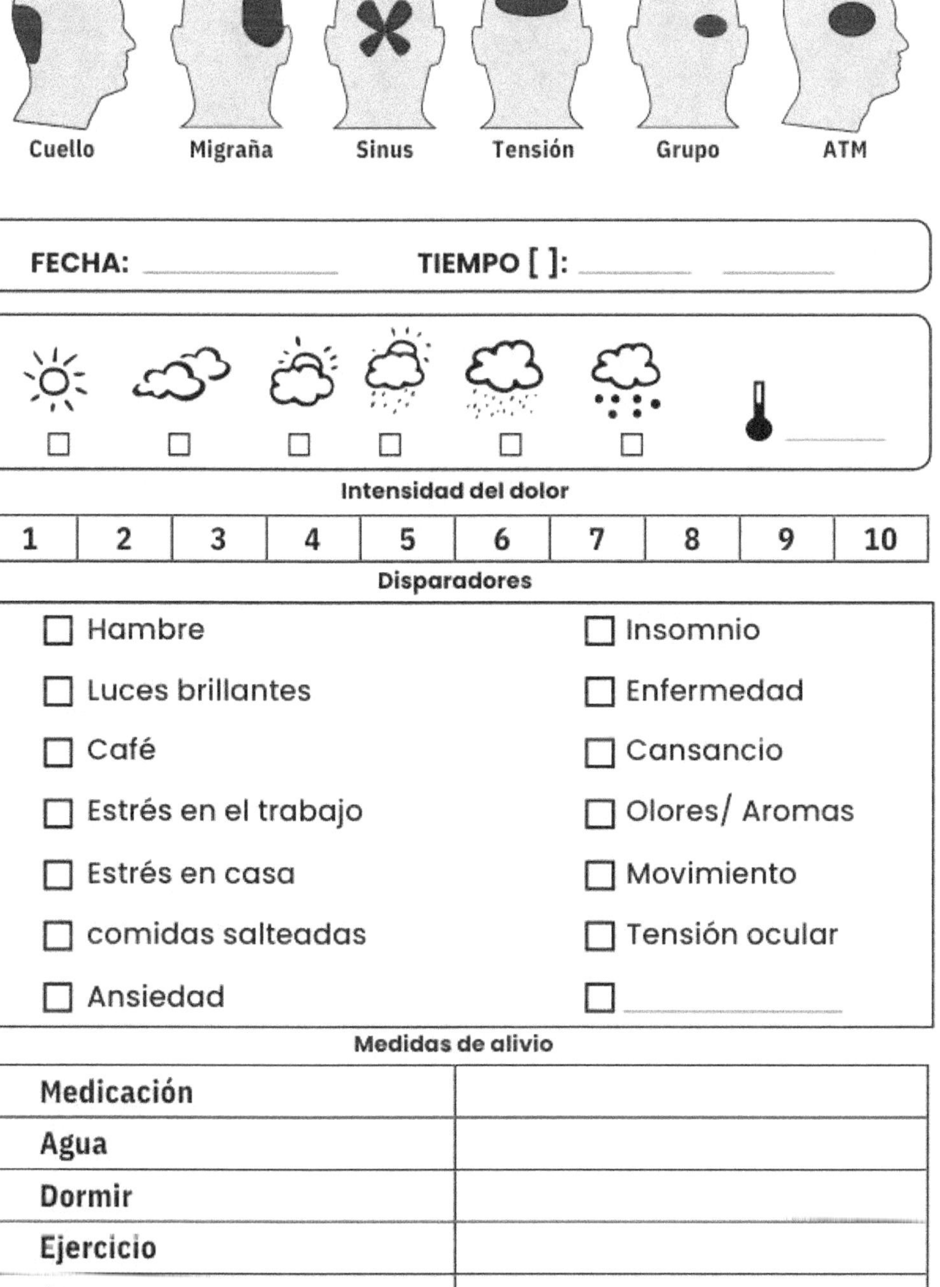

Libro de migraña

Libro de migraña

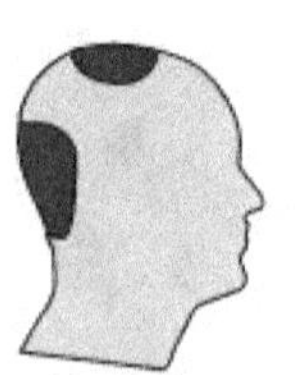 Cuello
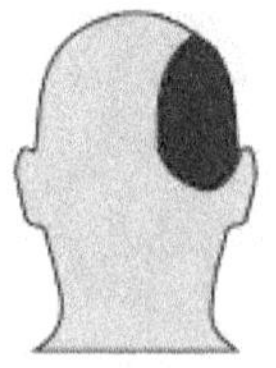 Migraña
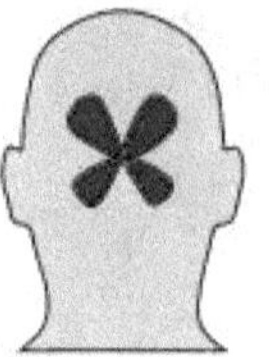 Sinus
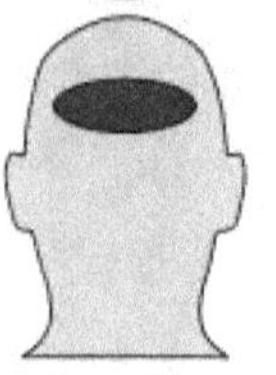 Tensión
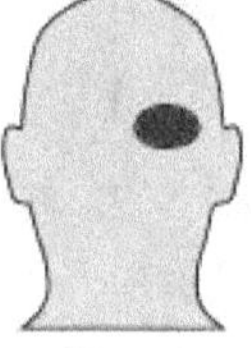 Grupo
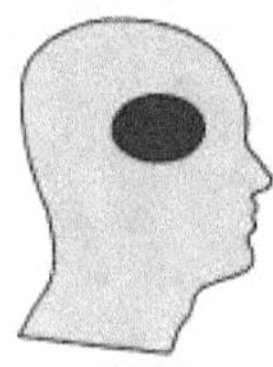 ATM

FECHA: _______________   TIEMPO [ ]: _________ _________

☐ ☐ ☐ ☐ ☐ ☐ 🌡 _________

Intensidad del dolor

1	2	3	4	5	6	7	8	9	10

Disparadores

☐ Hambre	☐ Insomnio
☐ Luces brillantes	☐ Enfermedad
☐ Café	☐ Cansancio
☐ Estrés en el trabajo	☐ Olores/ Aromas
☐ Estrés en casa	☐ Movimiento
☐ comidas salteadas	☐ Tensión ocular
☐ Ansiedad	☐ _____________

Medidas de alivio

Medicación	
Agua	
Dormir	
Ejercicio	
Otros	
Otros	

Notas: _______________________

Libro de migraña

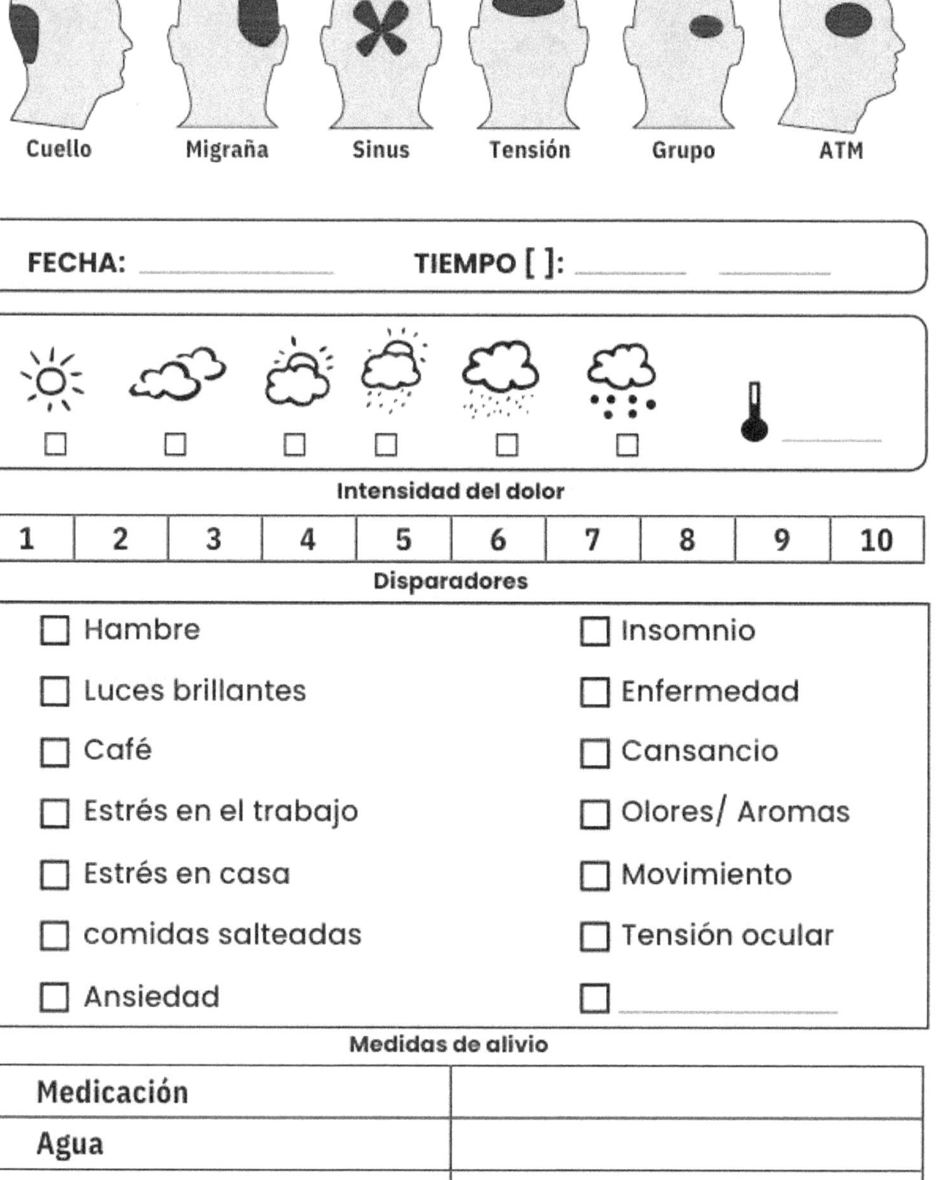

Libro de migraña

Libro de migraña

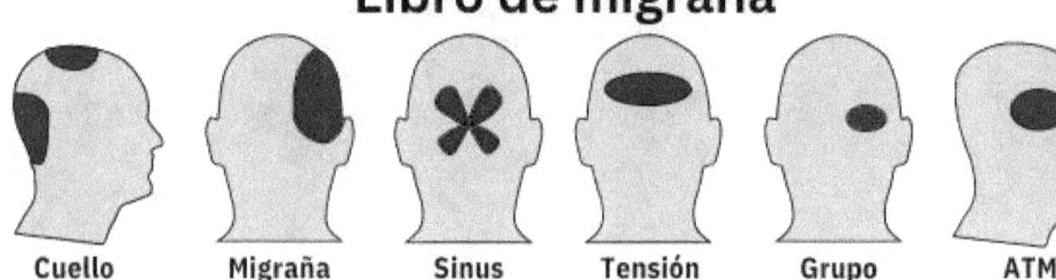

FECHA: ______________   **TIEMPO [ ]:** ____________ ____________

| ☐ | ☐ | ☐ | ☐ | ☐ | ☐ | |

Intensidad del dolor

1	2	3	4	5	6	7	8	9	10

Disparadores

☐ Hambre	☐ Insomnio
☐ Luces brillantes	☐ Enfermedad
☐ Café	☐ Cansancio
☐ Estrés en el trabajo	☐ Olores/ Aromas
☐ Estrés en casa	☐ Movimiento
☐ comidas salteadas	☐ Tensión ocular
☐ Ansiedad	☐ ______________

Medidas de alivio

Medicación	
Agua	
Dormir	
Ejercicio	
Otros	
Otros	

Notas: _______________________________

Libro de migraña

Libro de migraña

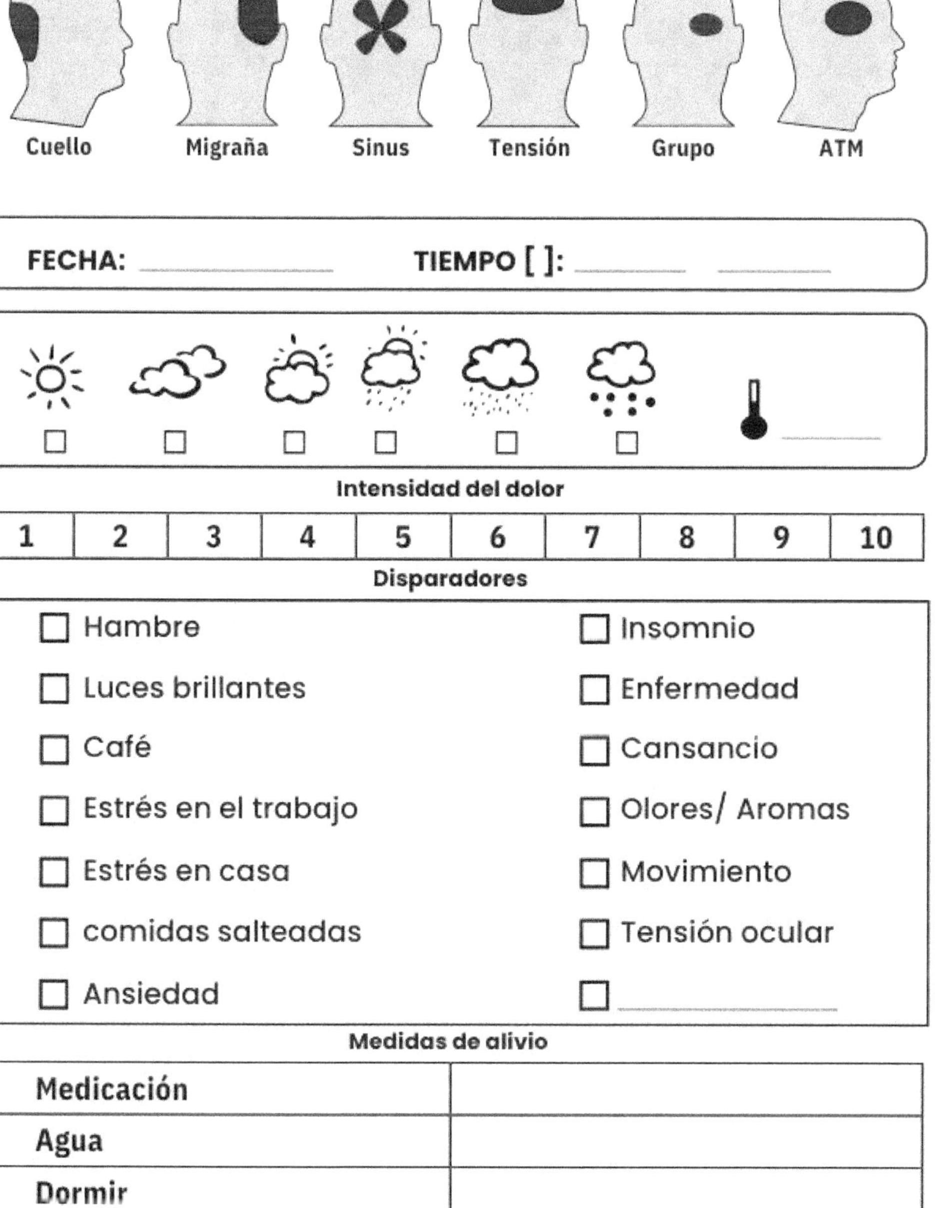

| Cuello | Migraña | Sinus | Tensión | Grupo | ATM |

FECHA: _______________   **TIEMPO [ ]:** _______________ _______________

☐   ☐   ☐   ☐   ☐   ☐ |

Intensidad del dolor

| 1 | 2 | 3 | 4 | 5 | 6 | 7 | 8 | 9 | 10 |

Disparadores

☐ Hambre	☐ Insomnio
☐ Luces brillantes	☐ Enfermedad
☐ Café	☐ Cansancio
☐ Estrés en el trabajo	☐ Olores/ Aromas
☐ Estrés en casa	☐ Movimiento
☐ comidas salteadas	☐ Tensión ocular
☐ Ansiedad	☐ _______________

Medidas de alivio

Medicación	
Agua	
Dormir	
Ejercicio	
Otros	
Otros	

Notas:

Libro de migraña

Libro de migraña

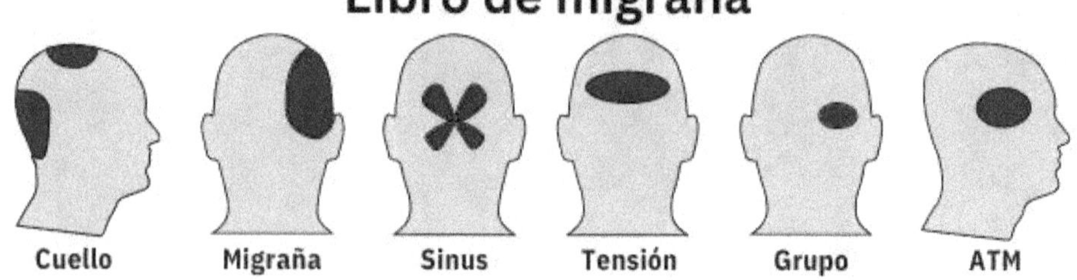

Cuello	Migraña	Sinus	Tensión	Grupo	ATM

FECHA: _______________   **TIEMPO [ ]:** _______________ _______________

☐   ☐   ☐   ☐   ☐   ☐

Intensidad del dolor

1	2	3	4	5	6	7	8	9	10

Disparadores

☐ Hambre   ☐ Insomnio

☐ Luces brillantes   ☐ Enfermedad

☐ Café   ☐ Cansancio

☐ Estrés en el trabajo   ☐ Olores/ Aromas

☐ Estrés en casa   ☐ Movimiento

☐ comidas salteadas   ☐ Tensión ocular

☐ Ansiedad   ☐ _______________

Medidas de alivio

Medicación	
Agua	
Dormir	
Ejercicio	
Otros	
Otros	

Notas: ______________________________

Libro de migraña

Libro de migraña

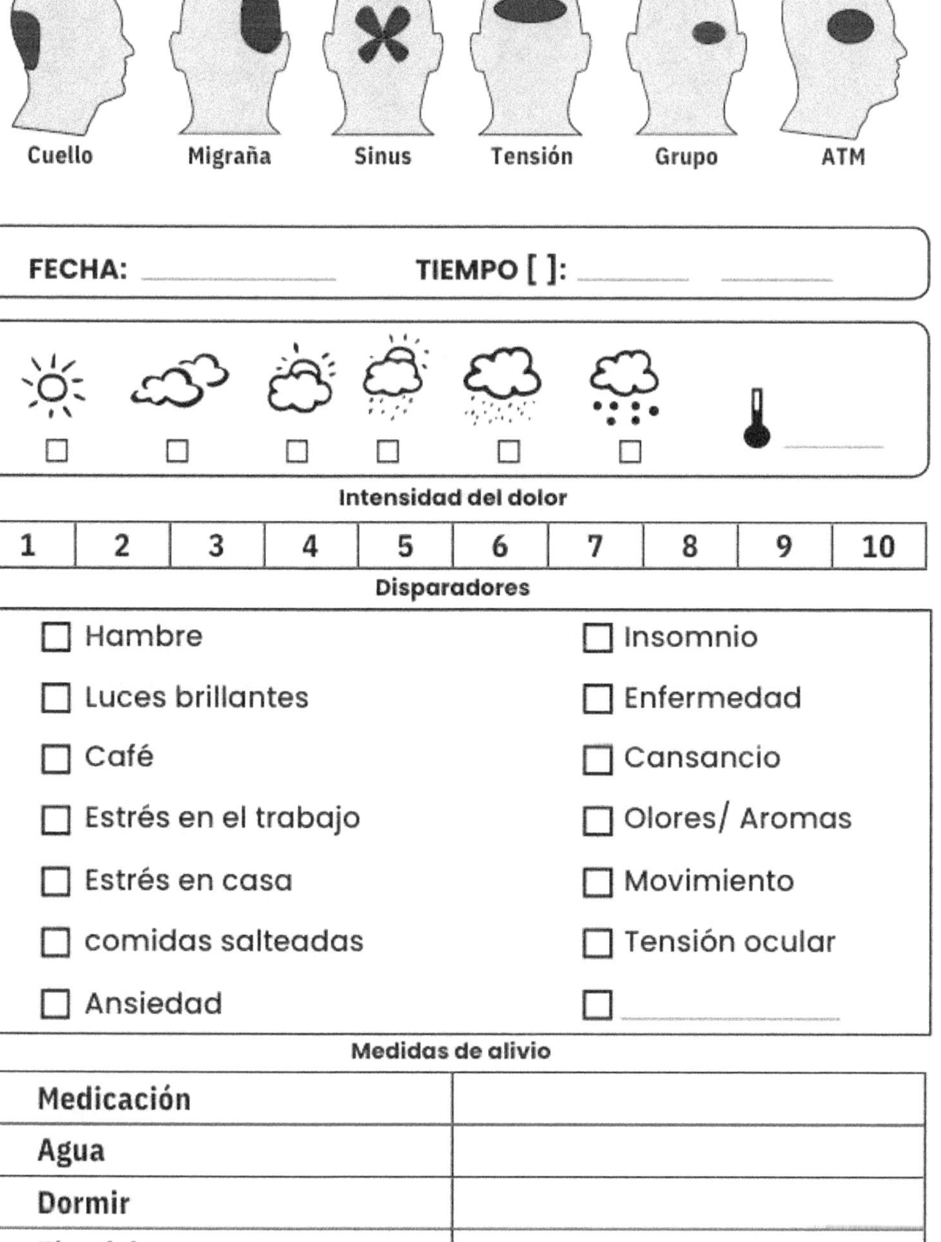

FECHA: ________________   **TIEMPO [ ]:** ________________

Intensidad del dolor

1	2	3	4	5	6	7	8	9	10

Disparadores

- ☐ Hambre
- ☐ Luces brillantes
- ☐ Café
- ☐ Estrés en el trabajo
- ☐ Estrés en casa
- ☐ comidas salteadas
- ☐ Ansiedad
- ☐ Insomnio
- ☐ Enfermedad
- ☐ Cansancio
- ☐ Olores/ Aromas
- ☐ Movimiento
- ☐ Tensión ocular
- ☐ ________________

Medidas de alivio

Medicación	
Agua	
Dormir	
Ejercicio	
Otros	
Otros	

Notas:

Libro de migraña

Libro de migraña

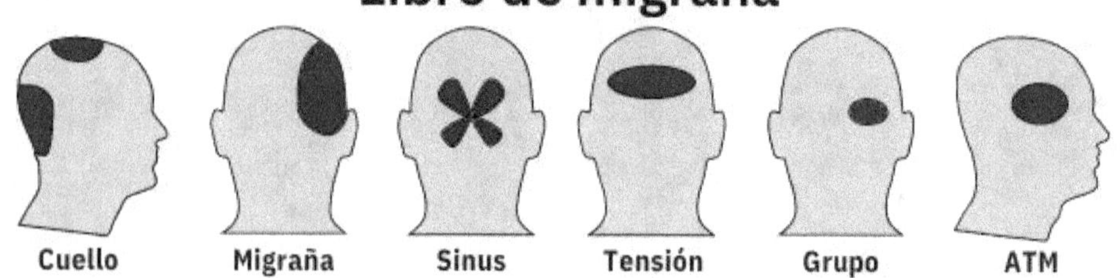

FECHA: _______________ TIEMPO [ ]: _______________

Intensidad del dolor

1	2	3	4	5	6	7	8	9	10

Disparadores

- ☐ Hambre
- ☐ Luces brillantes
- ☐ Café
- ☐ Estrés en el trabajo
- ☐ Estrés en casa
- ☐ comidas salteadas
- ☐ Ansiedad
- ☐ Insomnio
- ☐ Enfermedad
- ☐ Cansancio
- ☐ Olores/ Aromas
- ☐ Movimiento
- ☐ Tensión ocular
- ☐ _______________

Medidas de alivio

Medicación	
Agua	
Dormir	
Ejercicio	
Otros	
Otros	

Notas:

Libro de migraña

Libro de migraña

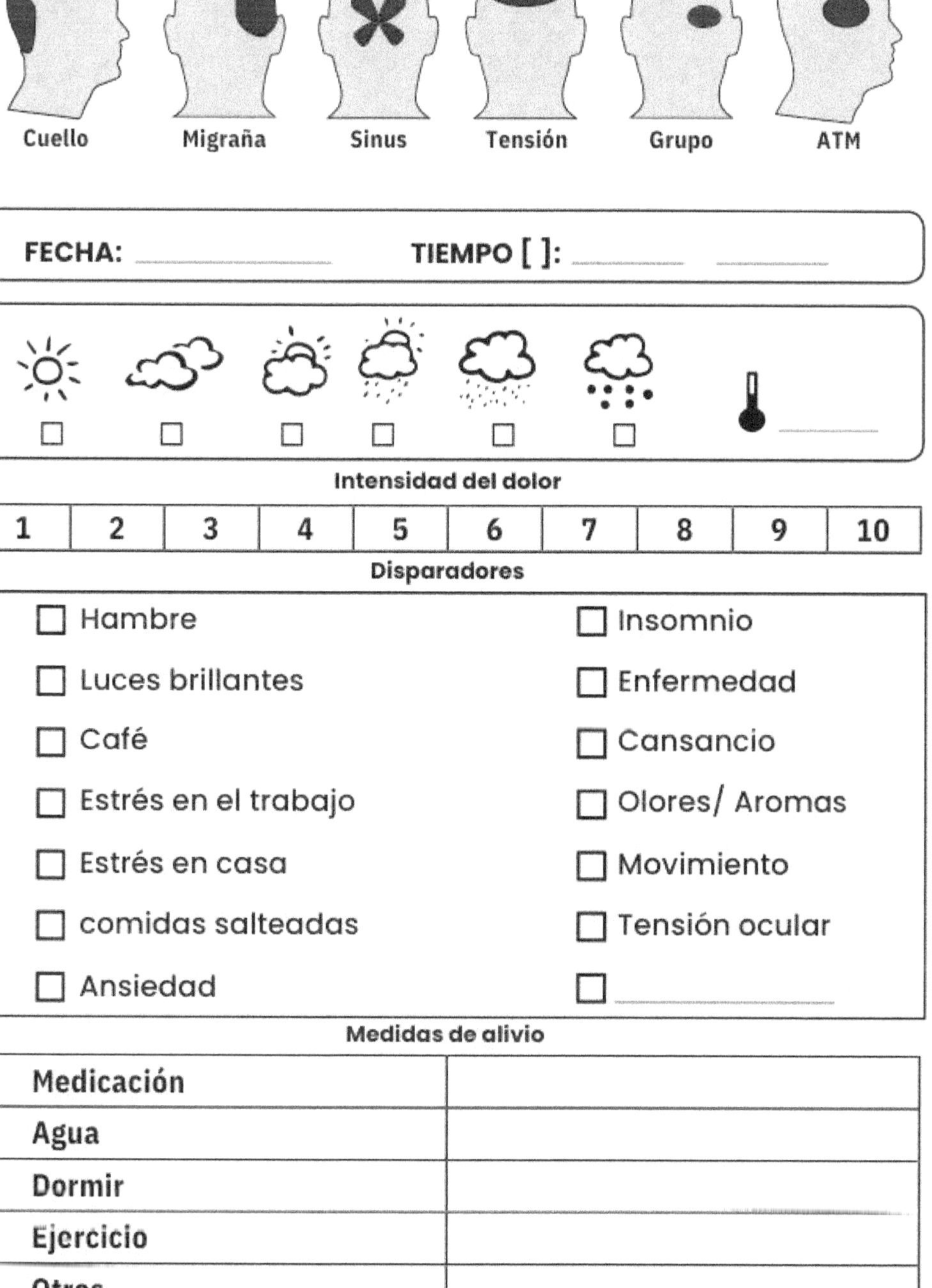

FECHA: _____________   TIEMPO [ ]: _____________ _____________

Intensidad del dolor

1	2	3	4	5	6	7	8	9	10

Disparadores

- ☐ Hambre
- ☐ Luces brillantes
- ☐ Café
- ☐ Estrés en el trabajo
- ☐ Estrés en casa
- ☐ comidas salteadas
- ☐ Ansiedad

- ☐ Insomnio
- ☐ Enfermedad
- ☐ Cansancio
- ☐ Olores/ Aromas
- ☐ Movimiento
- ☐ Tensión ocular
- ☐ _____________

Medidas de alivio

Medicación	
Agua	
Dormir	
Ejercicio	
Otros	
Otros	

Notas:

Libro de migraña

Libro de migraña

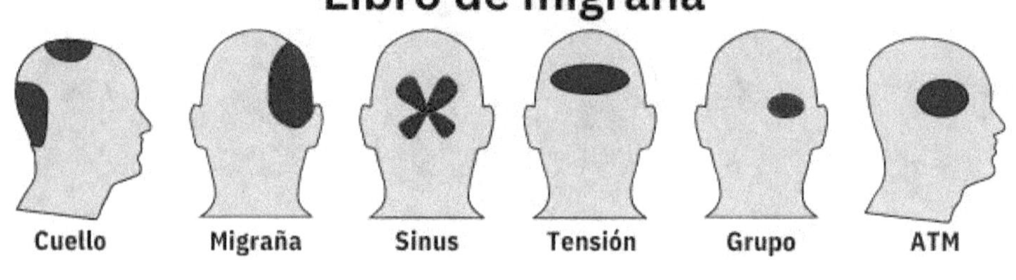

FECHA: _______________   TIEMPO [ ]: _________ _________

Intensidad del dolor

1	2	3	4	5	6	7	8	9	10

Disparadores

- ☐ Hambre
- ☐ Luces brillantes
- ☐ Café
- ☐ Estrés en el trabajo
- ☐ Estrés en casa
- ☐ comidas salteadas
- ☐ Ansiedad

- ☐ Insomnio
- ☐ Enfermedad
- ☐ Cansancio
- ☐ Olores/ Aromas
- ☐ Movimiento
- ☐ Tensión ocular
- ☐ _______________

Medidas de alivio

Medicación	
Agua	
Dormir	
Ejercicio	
Otros	
Otros	

Notas:

Libro de migraña

Libro de migraña

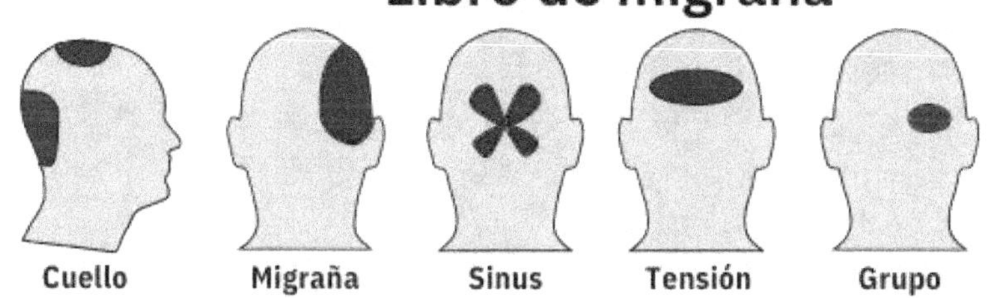

FECHA: _______________ **TIEMPO [ ]:** _______________

☐   ☐   ☐   ☐   ☐   ☐   🌡 _______

Intensidad del dolor

1	2	3	4	5	6	7	8	9	10

Disparadores

☐ Hambre	☐ Insomnio
☐ Luces brillantes	☐ Enfermedad
☐ Café	☐ Cansancio
☐ Estrés en el trabajo	☐ Olores/ Aromas
☐ Estrés en casa	☐ Movimiento
☐ comidas salteadas	☐ Tensión ocular
☐ Ansiedad	☐ _______________

Medidas de alivio

Medicación	
Agua	
Dormir	
Ejercicio	
Otros	
Otros	

Notas: _______________

Libro de migraña

Libro de migraña

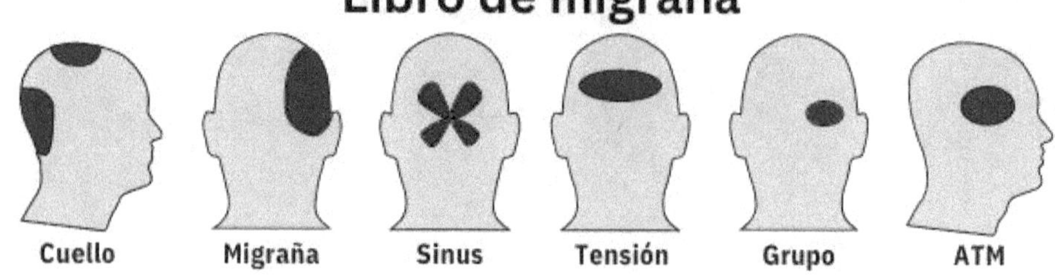

FECHA: _________________   **TIEMPO [ ]:** _________   _________

☐ ☐ ☐ ☐ ☐ ☐

Intensidad del dolor

1	2	3	4	5	6	7	8	9	10

Disparadores

☐ Hambre   ☐ Insomnio

☐ Luces brillantes   ☐ Enfermedad

☐ Café   ☐ Cansancio

☐ Estrés en el trabajo   ☐ Olores/ Aromas

☐ Estrés en casa   ☐ Movimiento

☐ comidas salteadas   ☐ Tensión ocular

☐ Ansiedad   ☐ _______________

Medidas de alivio

Medicación	
Agua	
Dormir	
Ejercicio	
Otros	
Otros	

Notas:

Libro de migraña

Libro de migraña

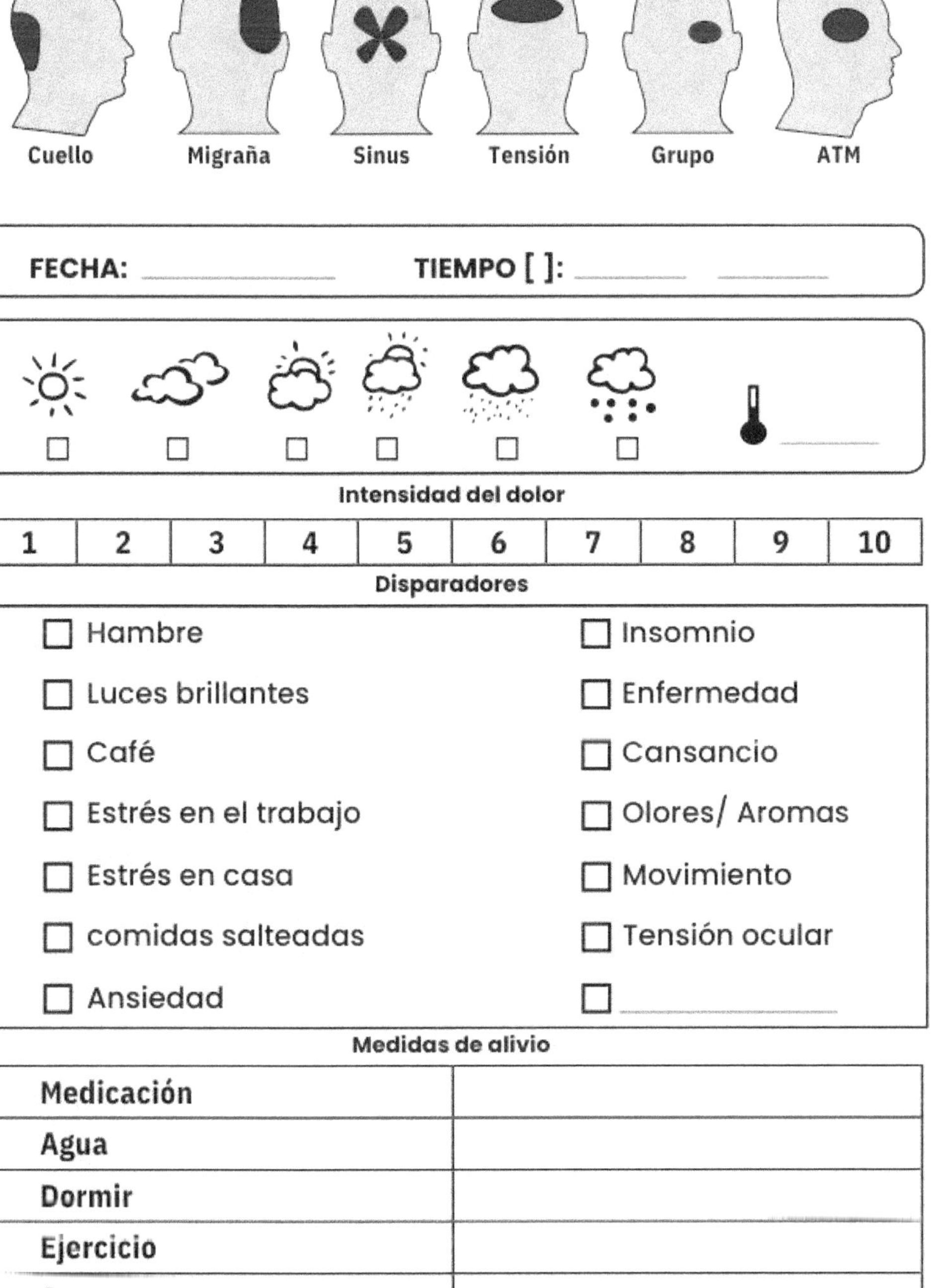

Libro de migraña

Libro de migraña

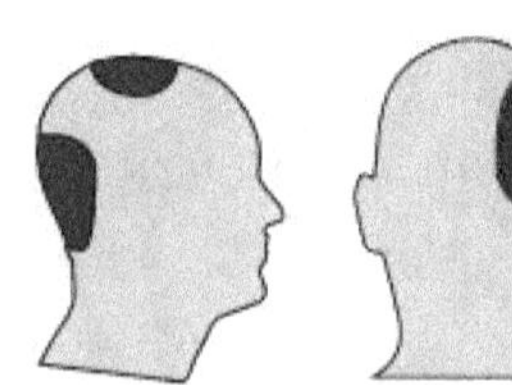

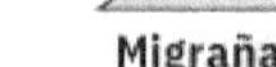

| Cuello | Migraña | Sinus | Tensión | Grupo | ATM |

FECHA: _______________   **TIEMPO [ ]:** _______________

☀️ ☐   ⛅ ☐   🌦 ☐   🌧 ☐   🌧 ☐   🌨 ☐   🌡 _______________

Intensidad del dolor

| 1 | 2 | 3 | 4 | 5 | 6 | 7 | 8 | 9 | 10 |

Disparadores

☐ Hambre	☐ Insomnio
☐ Luces brillantes	☐ Enfermedad
☐ Café	☐ Cansancio
☐ Estrés en el trabajo	☐ Olores/ Aromas
☐ Estrés en casa	☐ Movimiento
☐ comidas salteadas	☐ Tensión ocular
☐ Ansiedad	☐ _______________

Medidas de alivio

Medicación	
Agua	
Dormir	
Ejercicio	
Otros	
Otros	

Notas:

Libro de migraña

Libro de migraña

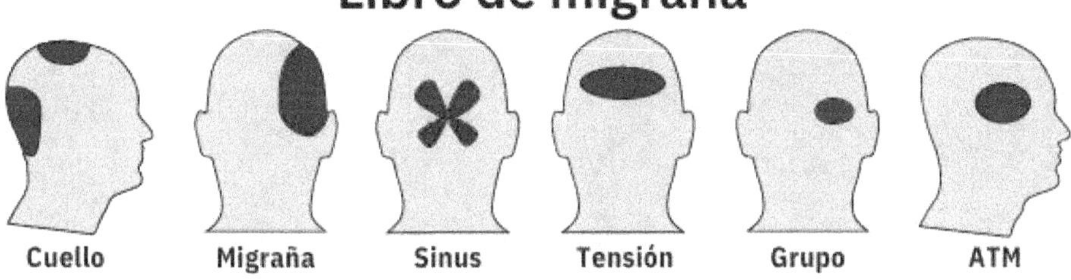

FECHA: _______________ TIEMPO [ ]: _______________ _______________

☐ ☐ ☐ ☐ ☐ ☐

Intensidad del dolor

1	2	3	4	5	6	7	8	9	10

Disparadores

☐ Hambre	☐ Insomnio
☐ Luces brillantes	☐ Enfermedad
☐ Café	☐ Cansancio
☐ Estrés en el trabajo	☐ Olores/ Aromas
☐ Estrés en casa	☐ Movimiento
☐ comidas salteadas	☐ Tensión ocular
☐ Ansiedad	☐ _______________

Medidas de alivio

Medicación	
Agua	
Dormir	
Ejercicio	
Otros	
Otros	

Notas:

Libro de migraña

Libro de migraña

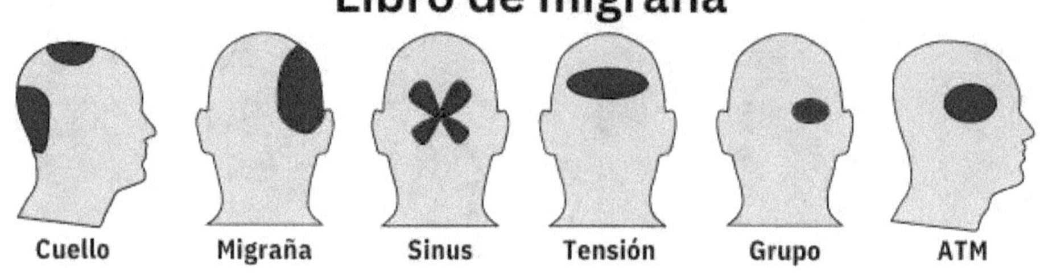

FECHA: _______________   **TIEMPO [ ]:** _______________ _______________

☐ ☐ ☐ ☐ ☐ ☐ 🌡 _______________

Intensidad del dolor

1	2	3	4	5	6	7	8	9	10

Disparadores

☐ Hambre	☐ Insomnio
☐ Luces brillantes	☐ Enfermedad
☐ Café	☐ Cansancio
☐ Estrés en el trabajo	☐ Olores/ Aromas
☐ Estrés en casa	☐ Movimiento
☐ comidas salteadas	☐ Tensión ocular
☐ Ansiedad	☐ _______________

Medidas de alivio

Medicación	
Agua	
Dormir	
Ejercicio	
Otros	
Otros	

Notas: _______________

Libro de migraña

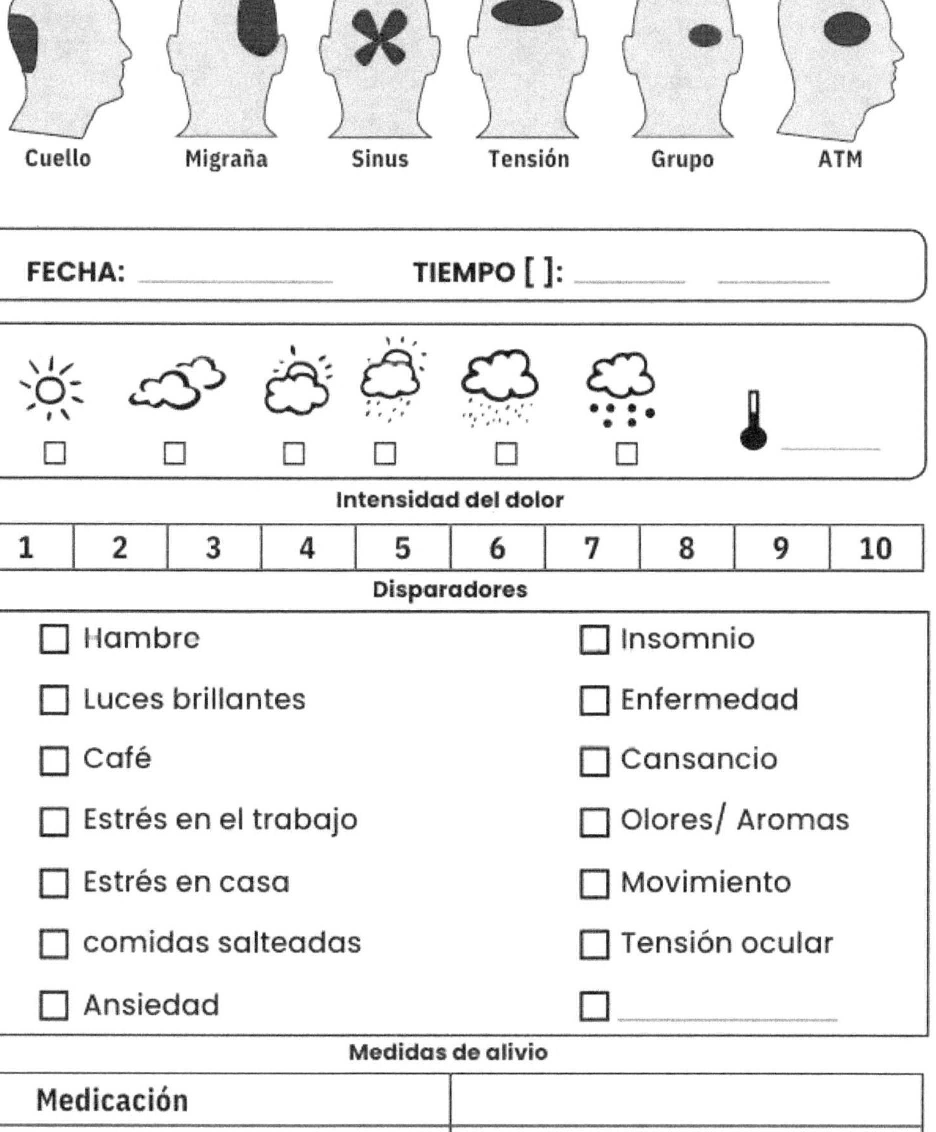

FECHA: _____________   **TIEMPO [ ]:** _____________

Intensidad del dolor

1	2	3	4	5	6	7	8	9	10

Disparadores

- ☐ Hambre
- ☐ Luces brillantes
- ☐ Café
- ☐ Estrés en el trabajo
- ☐ Estrés en casa
- ☐ comidas salteadas
- ☐ Ansiedad
- ☐ Insomnio
- ☐ Enfermedad
- ☐ Cansancio
- ☐ Olores/ Aromas
- ☐ Movimiento
- ☐ Tensión ocular
- ☐ _____________

Medidas de alivio

Medicación	
Agua	
Dormir	
Ejercicio	
Otros	
Otros	

Notas:

Libro de migraña

Libro de migraña

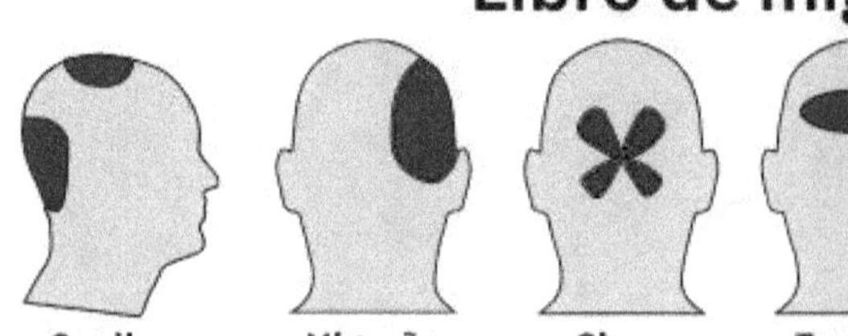
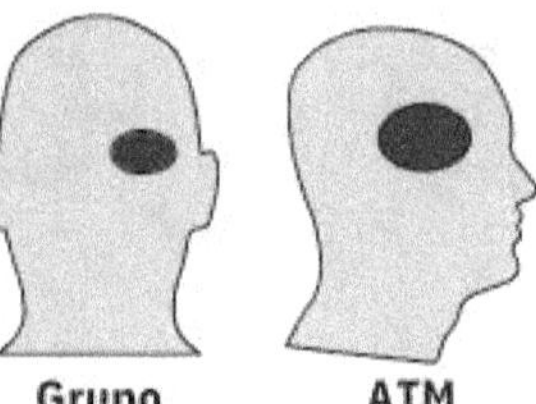

FECHA: _________________________   TIEMPO [ ]: _____________   _____________

Intensidad del dolor

1	2	3	4	5	6	7	8	9	10

Disparadores

☐ Hambre	☐ Insomnio
☐ Luces brillantes	☐ Enfermedad
☐ Café	☐ Cansancio
☐ Estrés en el trabajo	☐ Olores/ Aromas
☐ Estrés en casa	☐ Movimiento
☐ comidas salteadas	☐ Tensión ocular
☐ Ansiedad	☐ _________________

Medidas de alivio

Medicación	
Agua	
Dormir	
Ejercicio	
Otros	
Otros	

Notas: _______________________________

Libro de migraña

Libro de migraña

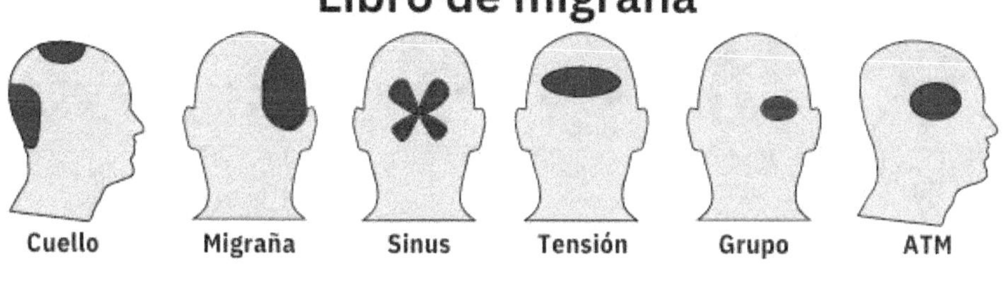

FECHA: _______________   **TIEMPO [ ]:** _______________ _______________

☐ ☐ ☐ ☐ ☐ ☐ 🌡 _______________

Intensidad del dolor

1	2	3	4	5	6	7	8	9	10

Disparadores

☐ Hambre	☐ Insomnio
☐ Luces brillantes	☐ Enfermedad
☐ Café	☐ Cansancio
☐ Estrés en el trabajo	☐ Olores/ Aromas
☐ Estrés en casa	☐ Movimiento
☐ comidas salteadas	☐ Tensión ocular
☐ Ansiedad	☐ _______________

Medidas de alivio

Medicación	
Agua	
Dormir	
Ejercicio	
Otros	
Otros	

Notas:

Libro de migraña

Libro de migraña

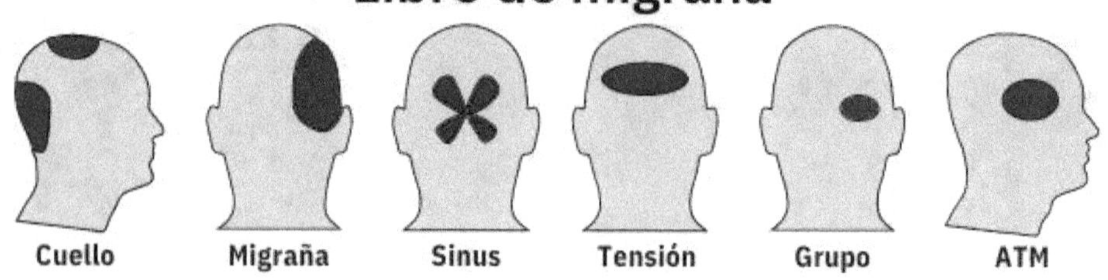

FECHA: ______________   TIEMPO [ ]: __________ __________

☐ ☐ ☐ ☐ ☐ ☐   🌡 __________

Intensidad del dolor

1	2	3	4	5	6	7	8	9	10

Disparadores

☐ Hambre	☐ Insomnio
☐ Luces brillantes	☐ Enfermedad
☐ Café	☐ Cansancio
☐ Estrés en el trabajo	☐ Olores/ Aromas
☐ Estrés en casa	☐ Movimiento
☐ comidas salteadas	☐ Tensión ocular
☐ Ansiedad	☐ ______________

Medidas de alivio

Medicación	
Agua	
Dormir	
Ejercicio	
Otros	
Otros	

Notas: ___________________________________

Libro de migraña

Libro de migraña

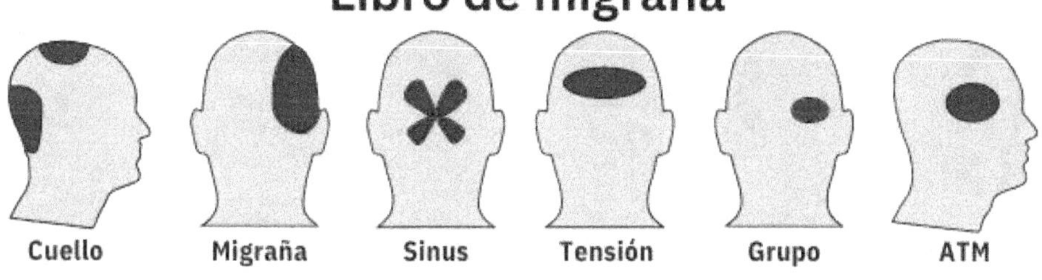

FECHA: _______________   TIEMPO [ ]: _______________

Intensidad del dolor

1	2	3	4	5	6	7	8	9	10

Disparadores

- ☐ Hambre
- ☐ Luces brillantes
- ☐ Café
- ☐ Estrés en el trabajo
- ☐ Estrés en casa
- ☐ comidas salteadas
- ☐ Ansiedad

- ☐ Insomnio
- ☐ Enfermedad
- ☐ Cansancio
- ☐ Olores/ Aromas
- ☐ Movimiento
- ☐ Tensión ocular
- ☐ _______________

Medidas de alivio

Medicación	
Agua	
Dormir	
Ejercicio	
Otros	
Otros	

Notas:

Libro de migraña

Libro de migraña

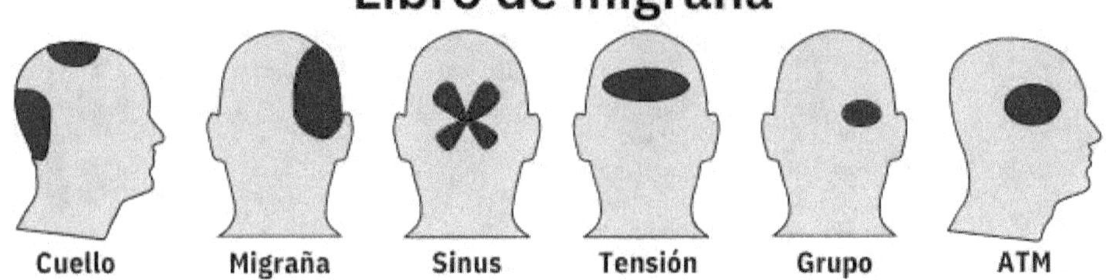

FECHA: _______________   **TIEMPO [ ]:** _______________

Intensidad del dolor

1	2	3	4	5	6	7	8	9	10

Disparadores

☐ Hambre	☐ Insomnio
☐ Luces brillantes	☐ Enfermedad
☐ Café	☐ Cansancio
☐ Estrés en el trabajo	☐ Olores/ Aromas
☐ Estrés en casa	☐ Movimiento
☐ comidas salteadas	☐ Tensión ocular
☐ Ansiedad	☐ _______________

Medidas de alivio

Medicación	
Agua	
Dormir	
Ejercicio	
Otros	
Otros	

Notas:

Libro de migraña

Libro de migraña

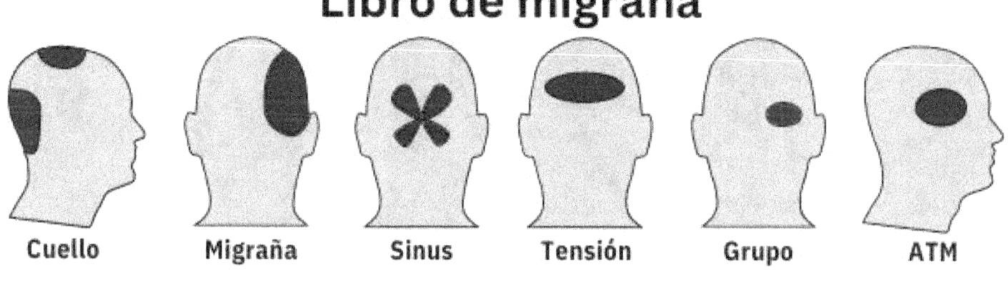

FECHA: _______________   TIEMPO [ ]: _______________

Intensidad del dolor

1	2	3	4	5	6	7	8	9	10

Disparadores

- ☐ Hambre
- ☐ Luces brillantes
- ☐ Café
- ☐ Estrés en el trabajo
- ☐ Estrés en casa
- ☐ comidas salteadas
- ☐ Ansiedad
- ☐ Insomnio
- ☐ Enfermedad
- ☐ Cansancio
- ☐ Olores/ Aromas
- ☐ Movimiento
- ☐ Tensión ocular
- ☐ _______________

Medidas de alivio

Medicación	
Agua	
Dormir	
Ejercicio	
Otros	
Otros	

Notas:

Libro de migraña

Libro de migraña

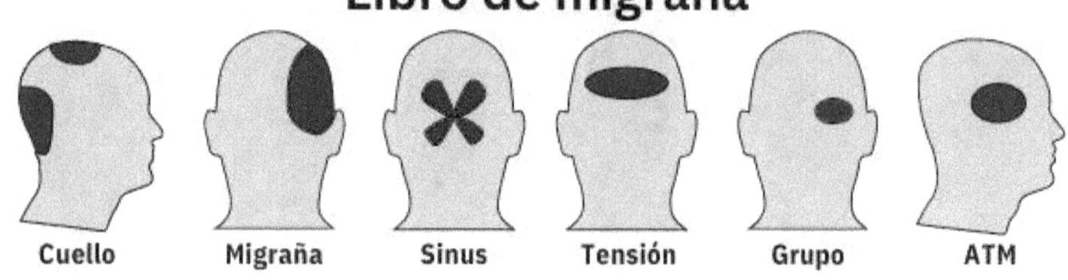

FECHA: _______________   **TIEMPO [ ]:** __________   __________

☐ ☐ ☐ ☐ ☐ ☐

Intensidad del dolor

| 1 | 2 | 3 | 4 | 5 | 6 | 7 | 8 | 9 | 10 |

Disparadores

☐ Hambre	☐ Insomnio
☐ Luces brillantes	☐ Enfermedad
☐ Café	☐ Cansancio
☐ Estrés en el trabajo	☐ Olores/ Aromas
☐ Estrés en casa	☐ Movimiento
☐ comidas salteadas	☐ Tensión ocular
☐ Ansiedad	☐ _____________

Medidas de alivio

Medicación	
Agua	
Dormir	
Ejercicio	
Otros	
Otros	

Notas: _______________

Libro de migraña

Libro de migraña

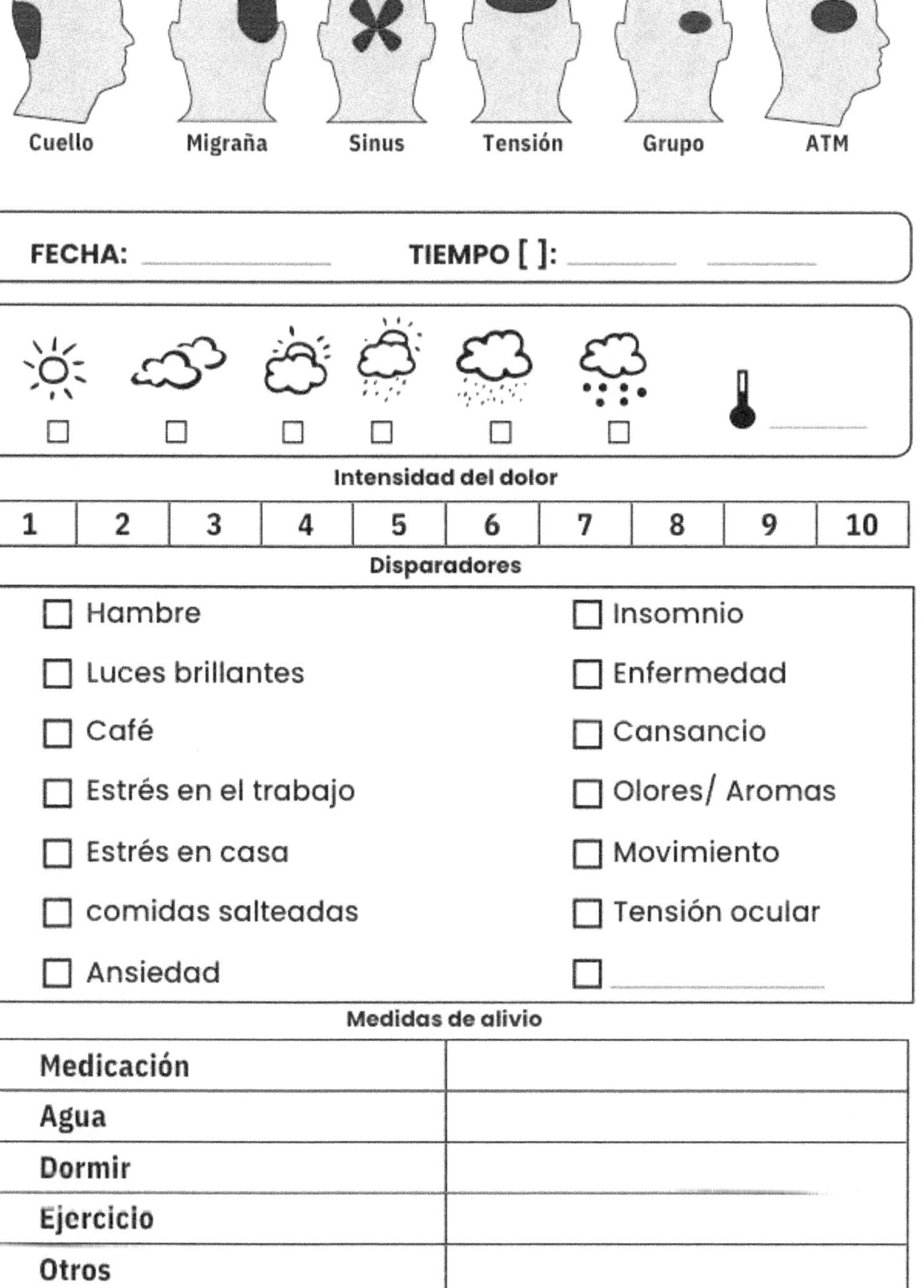

Intensidad del dolor

1	2	3	4	5	6	7	8	9	10

Disparadores

- ☐ Hambre
- ☐ Luces brillantes
- ☐ Café
- ☐ Estrés en el trabajo
- ☐ Estrés en casa
- ☐ comidas salteadas
- ☐ Ansiedad

- ☐ Insomnio
- ☐ Enfermedad
- ☐ Cansancio
- ☐ Olores/ Aromas
- ☐ Movimiento
- ☐ Tensión ocular
- ☐ _______________

Medidas de alivio

Medicación	
Agua	
Dormir	
Ejercicio	
Otros	
Otros	

Notas:

Libro de migraña

Libro de migraña

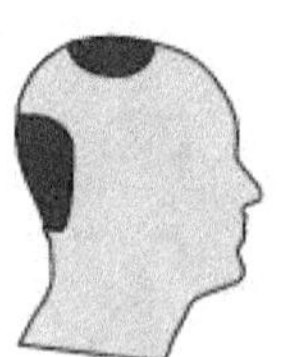
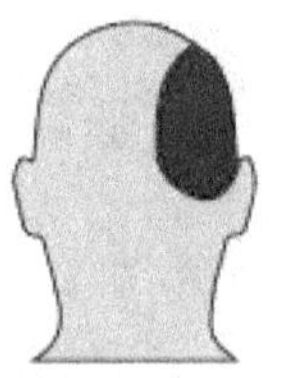
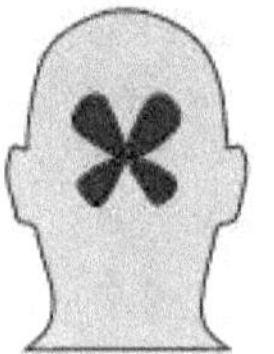
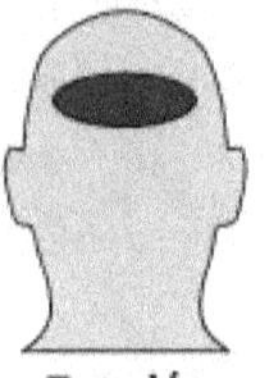
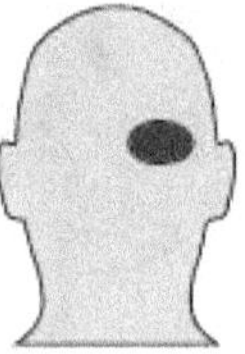
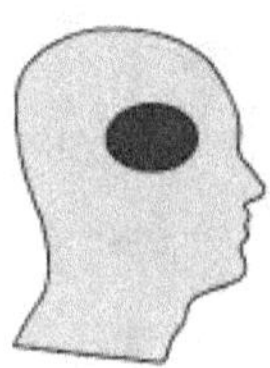

Cuello	Migraña	Sinus	Tensión	Grupo	ATM

FECHA: ________________ **TIEMPO [ ]:** ________________

□ □ □ □ □ □

Intensidad del dolor

1	2	3	4	5	6	7	8	9	10

Disparadores

□ Hambre	□ Insomnio
□ Luces brillantes	□ Enfermedad
□ Café	□ Cansancio
□ Estrés en el trabajo	□ Olores/ Aromas
□ Estrés en casa	□ Movimiento
□ comidas salteadas	□ Tensión ocular
□ Ansiedad	□ ________________

Medidas de alivio

Medicación	
Agua	
Dormir	
Ejercicio	
Otros	
Otros	

Notas: ________________

Libro de migraña

Libro de migraña

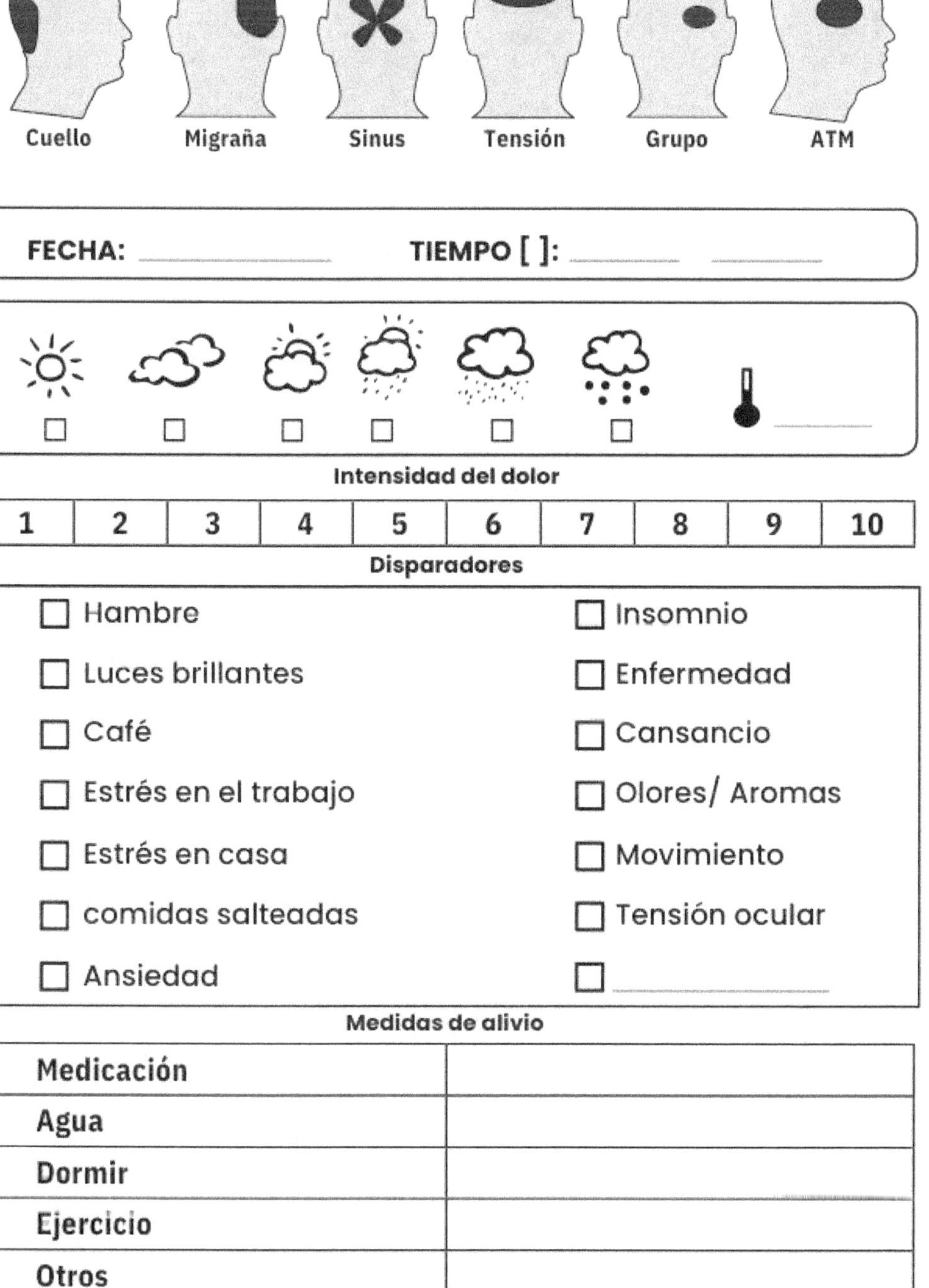

Libro de migraña

Libro de migraña

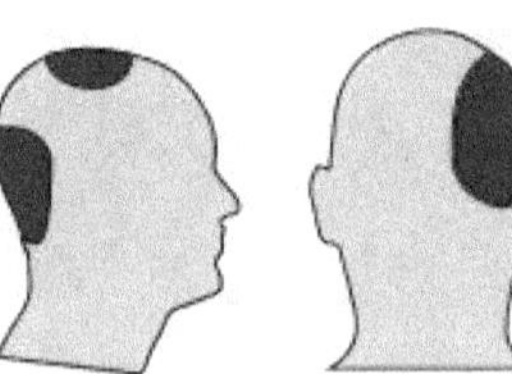
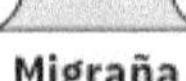
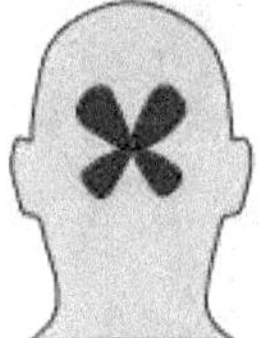
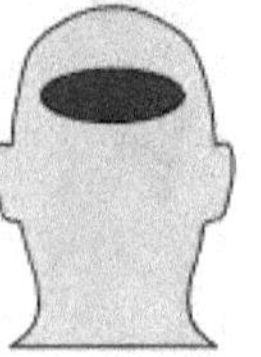
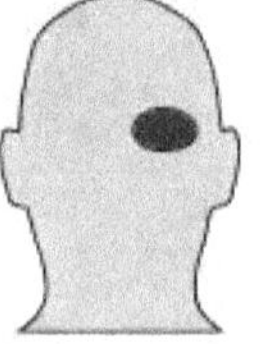

| Cuello | Migraña | Sinus | Tensión | Grupo | ATM |

FECHA: ___________________ **TIEMPO [ ]:** ___________ ___________

☐ ☐ ☐ ☐ ☐ ☐ 🌡 ___________

Intensidad del dolor

| 1 | 2 | 3 | 4 | 5 | 6 | 7 | 8 | 9 | 10 |

Disparadores

☐ Hambre	☐ Insomnio
☐ Luces brillantes	☐ Enfermedad
☐ Café	☐ Cansancio
☐ Estrés en el trabajo	☐ Olores/ Aromas
☐ Estrés en casa	☐ Movimiento
☐ comidas salteadas	☐ Tensión ocular
☐ Ansiedad	☐ _______________

Medidas de alivio

Medicación	
Agua	
Dormir	
Ejercicio	
Otros	
Otros	

Notas: ___________________________________

Libro de migraña

Libro de migraña

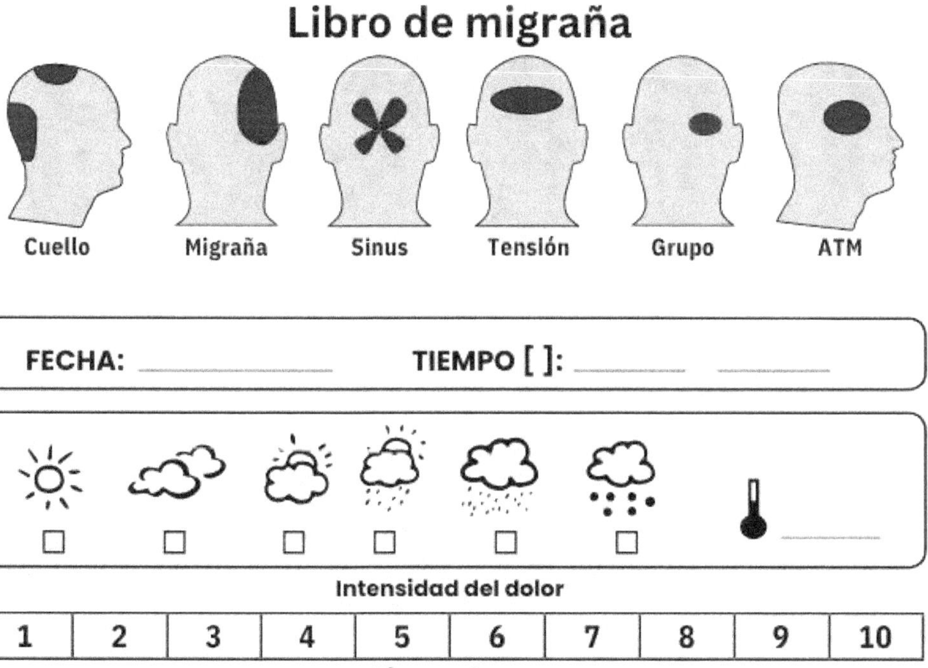

FECHA: ______________________   **TIEMPO [ ]:** ______________________

☐ ☐ ☐ ☐ ☐ ☐

Intensidad del dolor

1	2	3	4	5	6	7	8	9	10

Disparadores

☐ Hambre	☐ Insomnio
☐ Luces brillantes	☐ Enfermedad
☐ Café	☐ Cansancio
☐ Estrés en el trabajo	☐ Olores/ Aromas
☐ Estrés en casa	☐ Movimiento
☐ comidas salteadas	☐ Tensión ocular
☐ Ansiedad	☐ ______________

Medidas de alivio

Medicación	
Agua	
Dormir	
Ejercicio	
Otros	
Otros	

Notas:

Libro de migraña

Libro de migraña

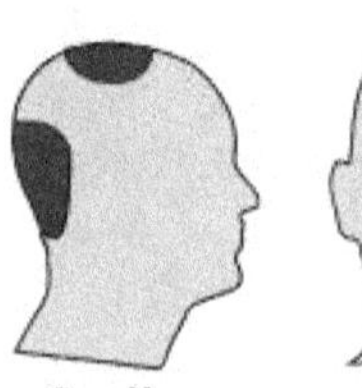 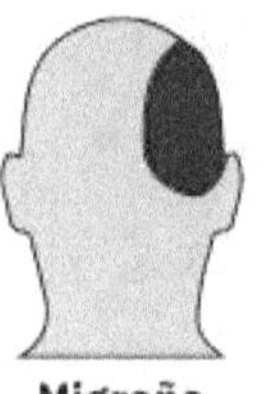 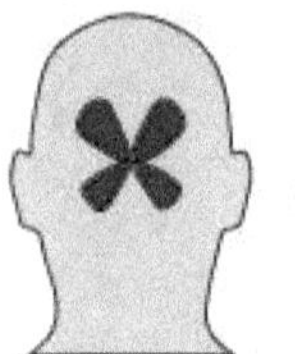 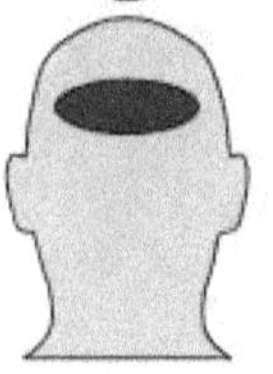 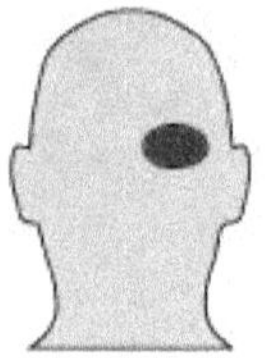 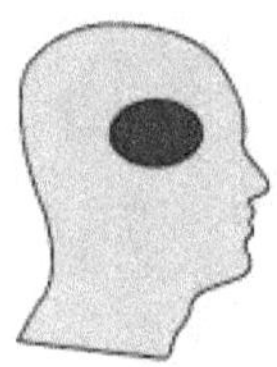

Cuello	Migraña	Sinus	Tensión	Grupo	ATM

FECHA: _________________   **TIEMPO [ ]:** _________   _________

☐   ☐   ☐   ☐   ☐   ☐

Intensidad del dolor

1	2	3	4	5	6	7	8	9	10

Disparadores

☐ Hambre	☐ Insomnio
☐ Luces brillantes	☐ Enfermedad
☐ Café	☐ Cansancio
☐ Estrés en el trabajo	☐ Olores/ Aromas
☐ Estrés en casa	☐ Movimiento
☐ comidas salteadas	☐ Tensión ocular
☐ Ansiedad	☐ ________________

Medidas de alivio

Medicación	
Agua	
Dormir	
Ejercicio	
Otros	
Otros	

Notas: _______________________________

Libro de migraña

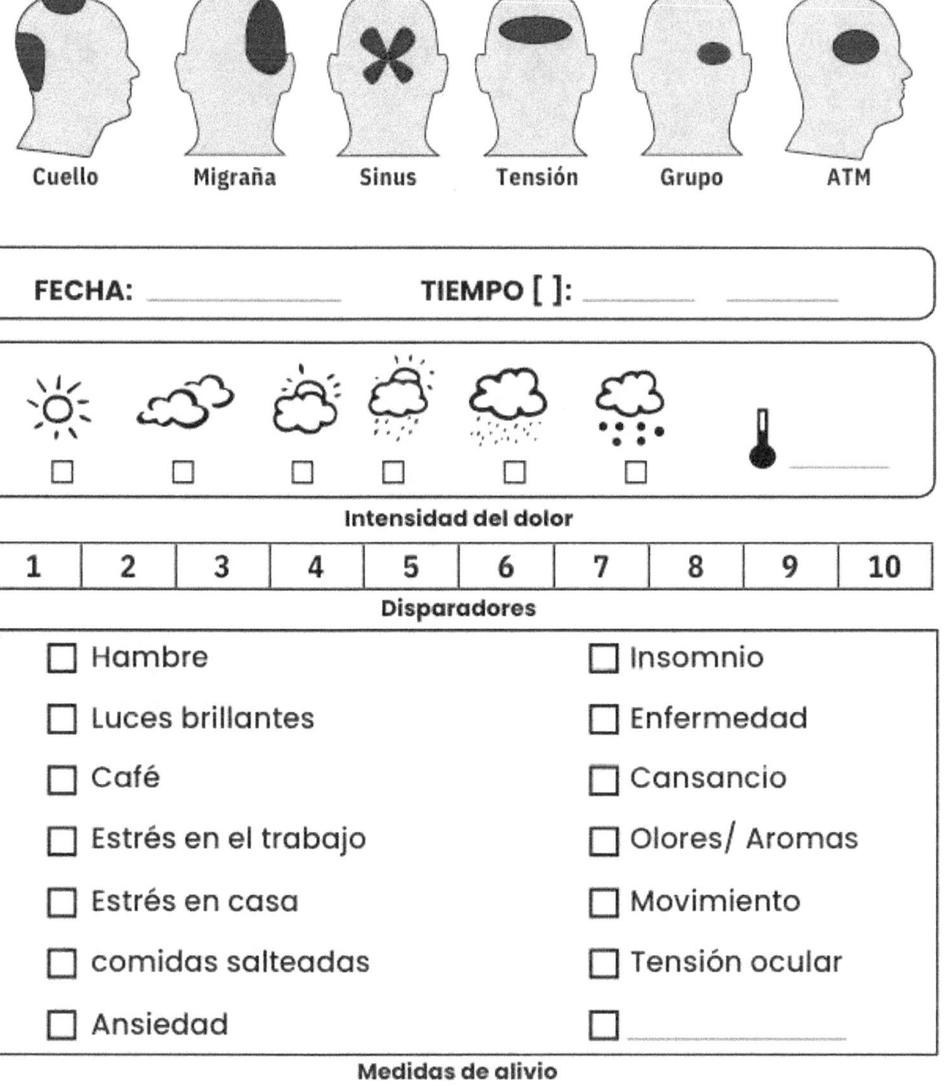

FECHA: _______________   **TIEMPO [ ]:** _______________ _______________

☐ ☐ ☐ ☐ ☐ ☐

Intensidad del dolor

1	2	3	4	5	6	7	8	9	10

Disparadores

☐ Hambre   ☐ Insomnio

☐ Luces brillantes   ☐ Enfermedad

☐ Café   ☐ Cansancio

☐ Estrés en el trabajo   ☐ Olores/ Aromas

☐ Estrés en casa   ☐ Movimiento

☐ comidas salteadas   ☐ Tensión ocular

☐ Ansiedad   ☐ _______________

Medidas de alivio

Medicación	
Agua	
Dormir	
Ejercicio	
Otros	
Otros	

Notas:

Libro de migraña

Libro de migraña

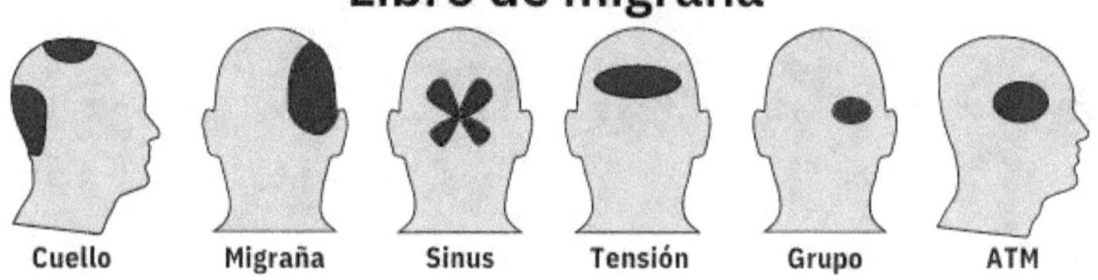

FECHA: _______________   **TIEMPO [ ]:** _______________

☐ ☐ ☐ ☐ ☐ ☐

Intensidad del dolor

1	2	3	4	5	6	7	8	9	10

Disparadores

☐ Hambre	☐ Insomnio
☐ Luces brillantes	☐ Enfermedad
☐ Café	☐ Cansancio
☐ Estrés en el trabajo	☐ Olores/ Aromas
☐ Estrés en casa	☐ Movimiento
☐ comidas salteadas	☐ Tensión ocular
☐ Ansiedad	☐ _______________

Medidas de alivio

Medicación	
Agua	
Dormir	
Ejercicio	
Otros	
Otros	

Notas:

Libro de migraña

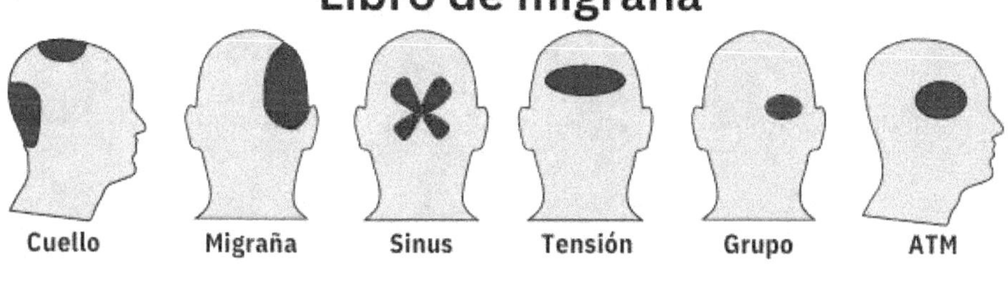

FECHA: _______________   **TIEMPO [ ]:** _______________

☐   ☐   ☐   ☐   ☐   ☐   🌡 _______

Intensidad del dolor

1	2	3	4	5	6	7	8	9	10

Disparadores

☐ Hambre	☐ Insomnio
☐ Luces brillantes	☐ Enfermedad
☐ Café	☐ Cansancio
☐ Estrés en el trabajo	☐ Olores/ Aromas
☐ Estrés en casa	☐ Movimiento
☐ comidas salteadas	☐ Tensión ocular
☐ Ansiedad	☐ _____________

Medidas de alivio

Medicación	
Agua	
Dormir	
Ejercicio	
Otros	
Otros	

Notas: _______________

Libro de migraña

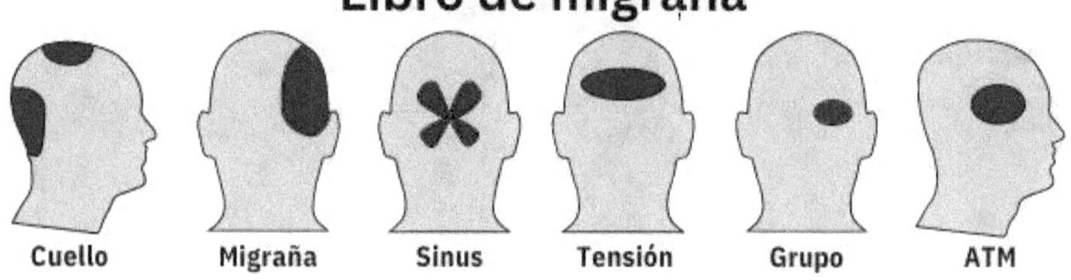

FECHA: _______________   TIEMPO [ ]: _______________

Intensidad del dolor

| 1 | 2 | 3 | 4 | 5 | 6 | 7 | 8 | 9 | 10 |

Disparadores

- ☐ Hambre
- ☐ Luces brillantes
- ☐ Café
- ☐ Estrés en el trabajo
- ☐ Estrés en casa
- ☐ comidas salteadas
- ☐ Ansiedad
- ☐ Insomnio
- ☐ Enfermedad
- ☐ Cansancio
- ☐ Olores/ Aromas
- ☐ Movimiento
- ☐ Tensión ocular
- ☐ _______________

Medidas de alivio

Medicación	
Agua	
Dormir	
Ejercicio	
Otros	
Otros	

Notas:

Libro de migraña

Libro de migraña

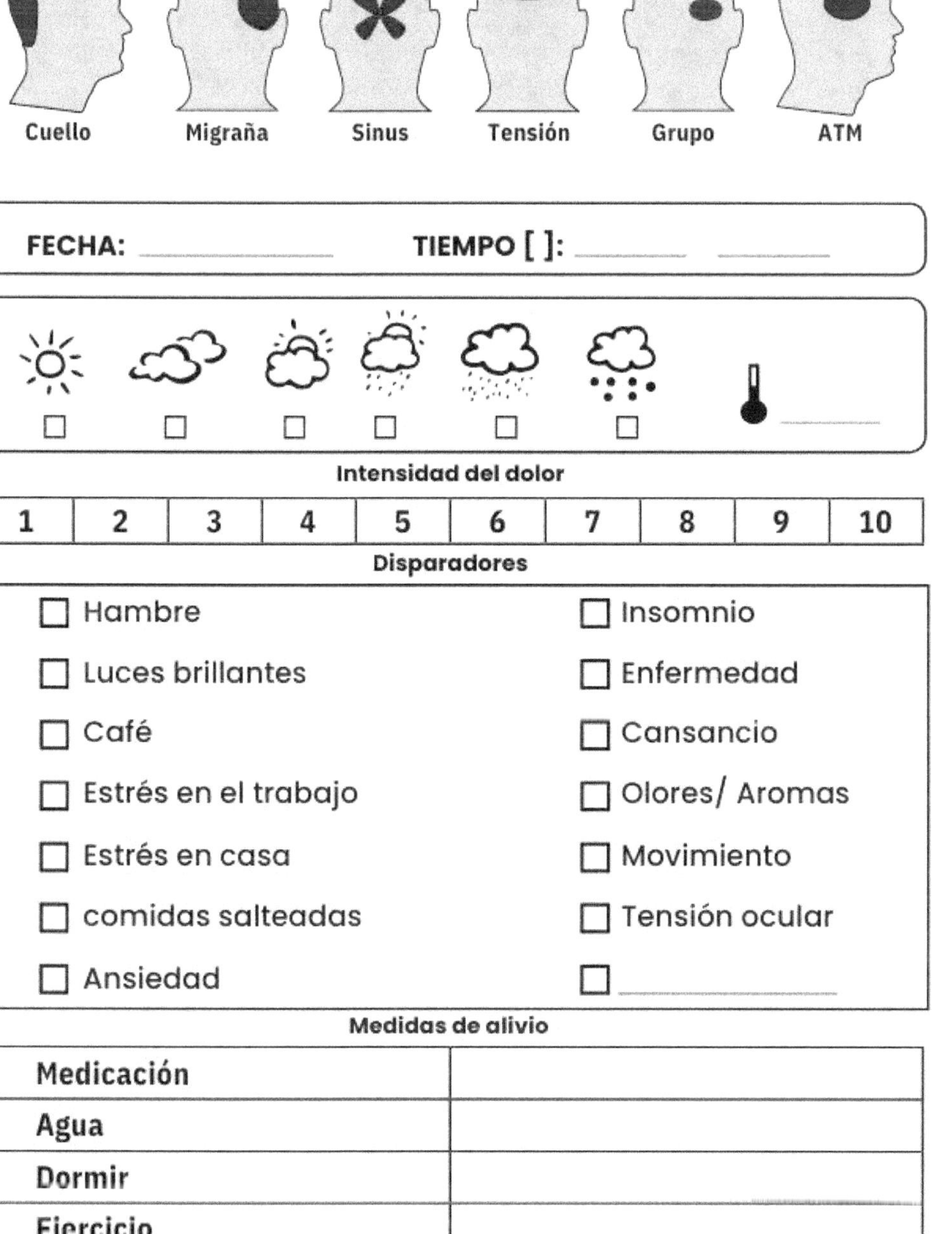

| Cuello | Migraña | Sinus | Tensión | Grupo | ATM |

FECHA: _______________   **TIEMPO [ ]:** _______________ _______________

☐ ☐ ☐ ☐ ☐ ☐

Intensidad del dolor

1	2	3	4	5	6	7	8	9	10

Disparadores

☐ Hambre

☐ Luces brillantes

☐ Café

☐ Estrés en el trabajo

☐ Estrés en casa

☐ comidas salteadas

☐ Ansiedad

☐ Insomnio

☐ Enfermedad

☐ Cansancio

☐ Olores/ Aromas

☐ Movimiento

☐ Tensión ocular

☐ _______________

Medidas de alivio

Medicación	
Agua	
Dormir	
Ejercicio	
Otros	
Otros	

Notas:

Libro de migraña

Libro de migraña

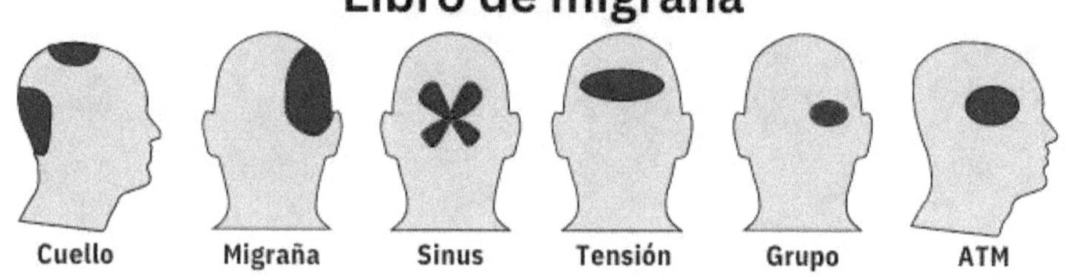

| Cuello | Migraña | Sinus | Tensión | Grupo | ATM |

FECHA: _______________ **TIEMPO [ ]:** _______________

| ☐ | ☐ | ☐ | ☐ | ☐ | ☐ | 🌡 _______ |

Intensidad del dolor

| 1 | 2 | 3 | 4 | 5 | 6 | 7 | 8 | 9 | 10 |

Disparadores

☐ Hambre	☐ Insomnio
☐ Luces brillantes	☐ Enfermedad
☐ Café	☐ Cansancio
☐ Estrés en el trabajo	☐ Olores/ Aromas
☐ Estrés en casa	☐ Movimiento
☐ comidas salteadas	☐ Tensión ocular
☐ Ansiedad	☐ _______________

Medidas de alivio

Medicación	
Agua	
Dormir	
Ejercicio	
Otros	
Otros	

Notas: _______________

Libro de migraña

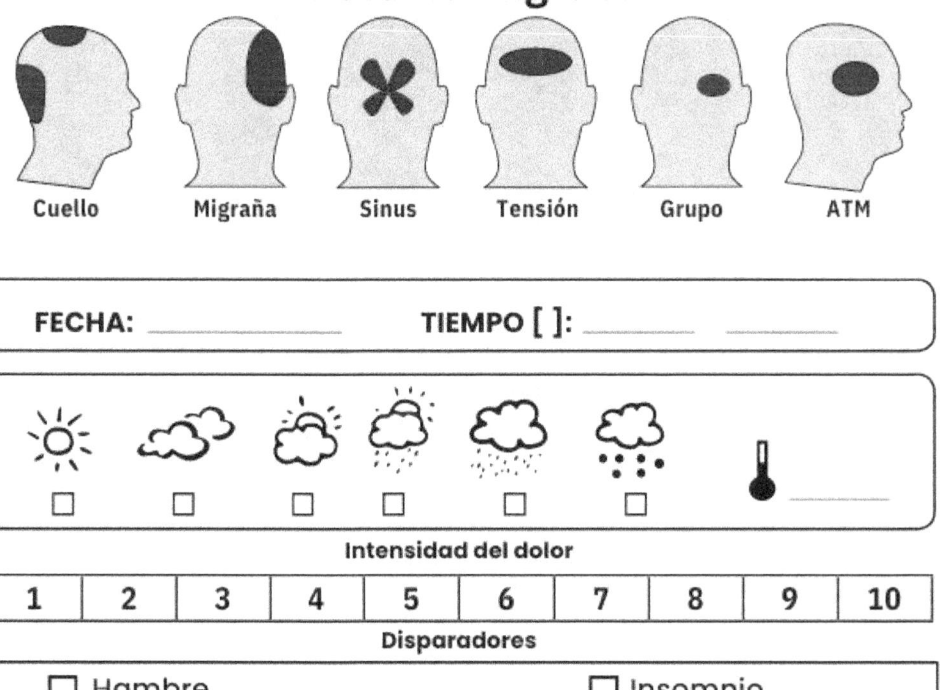

FECHA: __________________   TIEMPO [ ]: __________________ __________________

Intensidad del dolor

1	2	3	4	5	6	7	8	9	10

Disparadores

☐ Hambre   ☐ Insomnio

☐ Luces brillantes   ☐ Enfermedad

☐ Café   ☐ Cansancio

☐ Estrés en el trabajo   ☐ Olores/ Aromas

☐ Estrés en casa   ☐ Movimiento

☐ comidas salteadas   ☐ Tensión ocular

☐ Ansiedad   ☐ __________________

Medidas de alivio

Medicación	
Agua	
Dormir	
Ejercicio	
Otros	
Otros	

Notas:

Libro de migraña

Libro de migraña

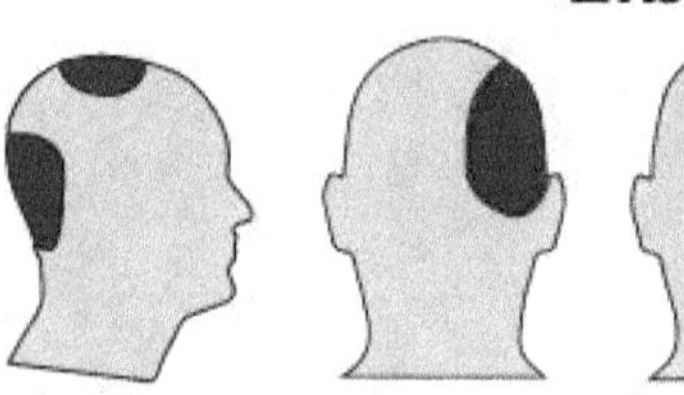

| Cuello | Migraña | Sinus | Tensión | Grupo | ATM |

FECHA: _______________   **TIEMPO [ ]:** _______________   _______________

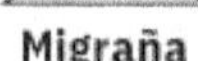 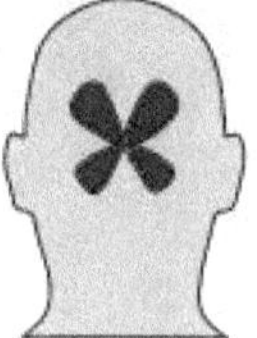 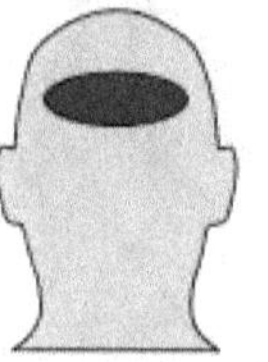 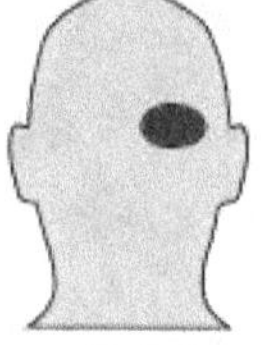 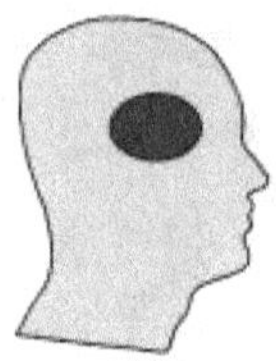

☐   ☐   ☐   ☐   ☐   ☐   _______________

Intensidad del dolor

1	2	3	4	5	6	7	8	9	10

Disparadores

☐ Hambre	☐ Insomnio
☐ Luces brillantes	☐ Enfermedad
☐ Café	☐ Cansancio
☐ Estrés en el trabajo	☐ Olores/ Aromas
☐ Estrés en casa	☐ Movimiento
☐ comidas salteadas	☐ Tensión ocular
☐ Ansiedad	☐ _______________

Medidas de alivio

Medicación	
Agua	
Dormir	
Ejercicio	
Otros	
Otros	

Notas: _______________

Libro de migraña

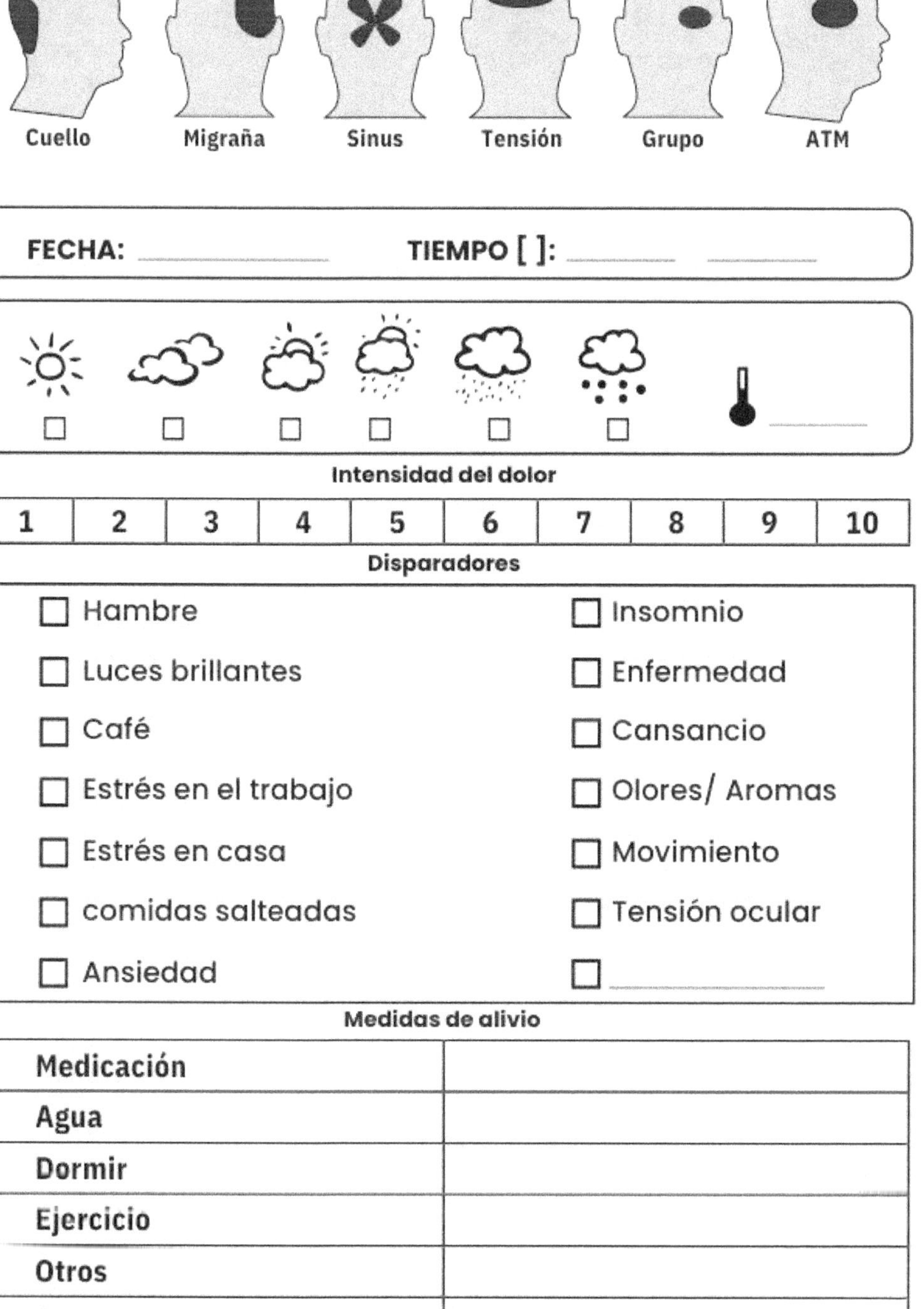

| Cuello | Migraña | Sinus | Tensión | Grupo | ATM |

FECHA: _______________ **TIEMPO [ ]:** _______________ _______________

☐ ☐ ☐ ☐ ☐ ☐

Intensidad del dolor

| 1 | 2 | 3 | 4 | 5 | 6 | 7 | 8 | 9 | 10 |

Disparadores

☐ Hambre	☐ Insomnio
☐ Luces brillantes	☐ Enfermedad
☐ Café	☐ Cansancio
☐ Estrés en el trabajo	☐ Olores/ Aromas
☐ Estrés en casa	☐ Movimiento
☐ comidas salteadas	☐ Tensión ocular
☐ Ansiedad	☐ _______________

Medidas de alivio

Medicación	
Agua	
Dormir	
Ejercicio	
Otros	
Otros	

Notas:

Libro de migraña

Libro de migraña

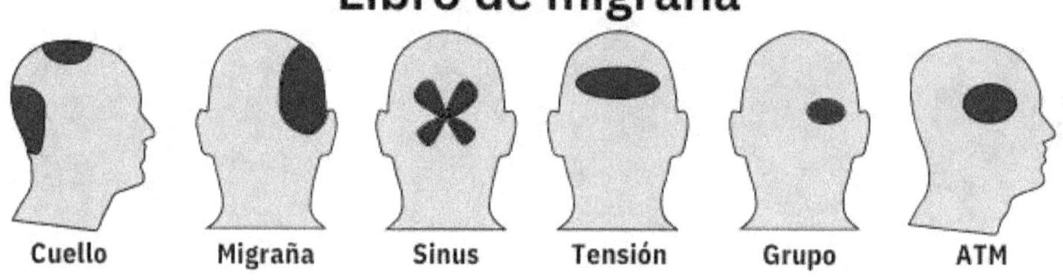

FECHA: _______________   **TIEMPO [ ]:** _______________   _______________

☐   ☐   ☐   ☐   ☐   ☐   🌡 _______________

Intensidad del dolor

1	2	3	4	5	6	7	8	9	10

Disparadores

☐ Hambre	☐ Insomnio
☐ Luces brillantes	☐ Enfermedad
☐ Café	☐ Cansancio
☐ Estrés en el trabajo	☐ Olores/ Aromas
☐ Estrés en casa	☐ Movimiento
☐ comidas salteadas	☐ Tensión ocular
☐ Ansiedad	☐ _______________

Medidas de alivio

Medicación	
Agua	
Dormir	
Ejercicio	
Otros	
Otros	

Notas: _______________

Libro de migraña

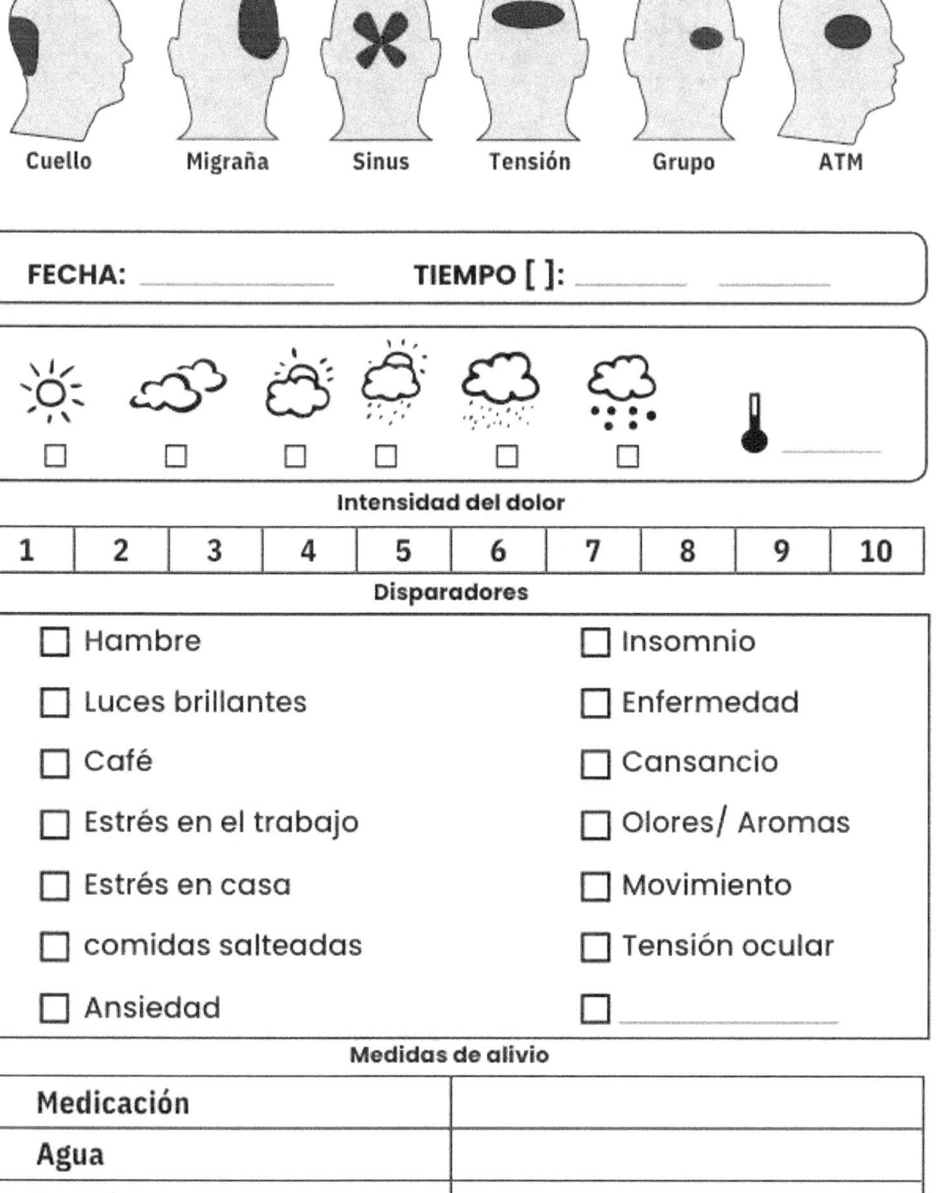

Libro de migraña

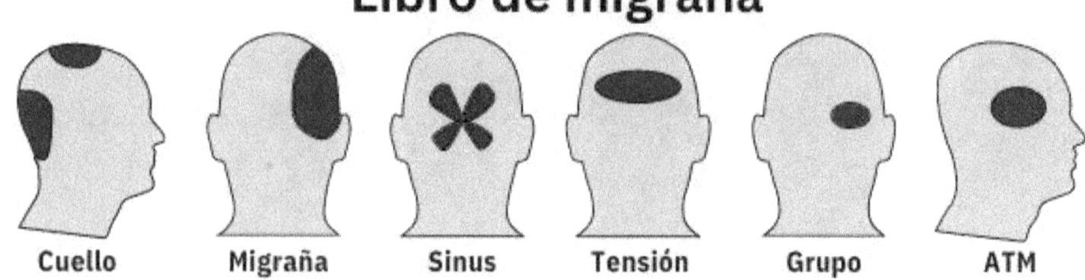

FECHA: _______________   **TIEMPO [ ]:** _______________

☐ ☐ ☐ ☐ ☐ ☐

Intensidad del dolor

| 1 | 2 | 3 | 4 | 5 | 6 | 7 | 8 | 9 | 10 |

Disparadores

☐ Hambre   ☐ Insomnio

☐ Luces brillantes   ☐ Enfermedad

☐ Café   ☐ Cansancio

☐ Estrés en el trabajo   ☐ Olores/ Aromas

☐ Estrés en casa   ☐ Movimiento

☐ comidas salteadas   ☐ Tensión ocular

☐ Ansiedad   ☐ _______________

Medidas de alivio

Medicación	
Agua	
Dormir	
Ejercicio	
Otros	
Otros	

Notas: _______________

Libro de migraña

Libro de migraña

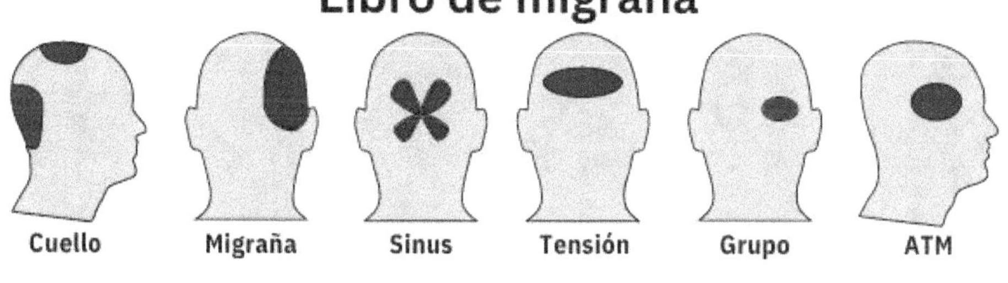

FECHA: ___________   **TIEMPO [ ]:** ___________ ___________

☐ ☐ ☐ ☐ ☐ ☐

Intensidad del dolor

1	2	3	4	5	6	7	8	9	10

Disparadores

☐ Hambre   ☐ Insomnio

☐ Luces brillantes ☐ Enfermedad

☐ Café   ☐ Cansancio

☐ Estrés en el trabajo ☐ Olores/ Aromas

☐ Estrés en casa   ☐ Movimiento

☐ comidas salteadas ☐ Tensión ocular

☐ Ansiedad   ☐ ___________

Medidas de alivio

Medicación	
Agua	
Dormir	
Ejercicio	
Otros	
Otros	

Notas:

Libro de migraña

Libro de migraña

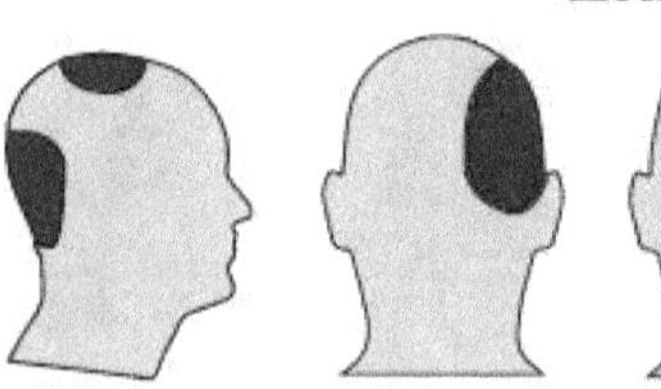 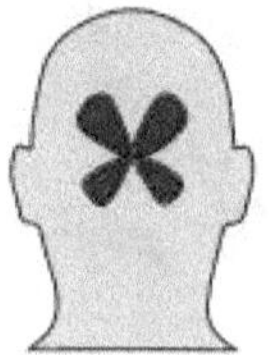 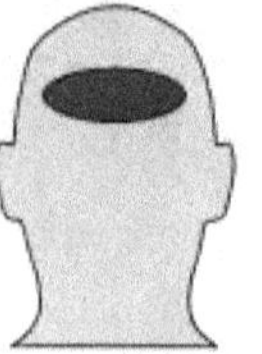 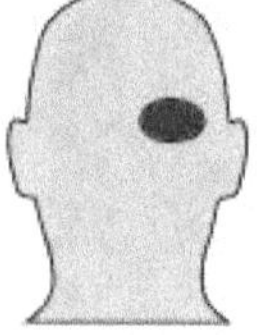 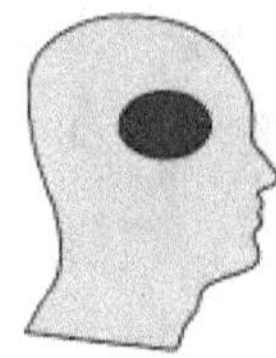

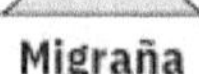

Cuello	Migraña	Sinus	Tensión	Grupo	ATM

FECHA: ___________________   **TIEMPO [ ]:** ___________________

☐   ☐   ☐   ☐   ☐   ☐   🌡 ________

Intensidad del dolor

1	2	3	4	5	6	7	8	9	10

Disparadores

☐ Hambre   ☐ Insomnio

☐ Luces brillantes   ☐ Enfermedad

☐ Café   ☐ Cansancio

☐ Estrés en el trabajo   ☐ Olores/ Aromas

☐ Estrés en casa   ☐ Movimiento

☐ comidas salteadas   ☐ Tensión ocular

☐ Ansiedad   ☐ ________________

Medidas de alivio

Medicación	
Agua	
Dormir	
Ejercicio	
Otros	
Otros	

Notas:

Libro de migraña

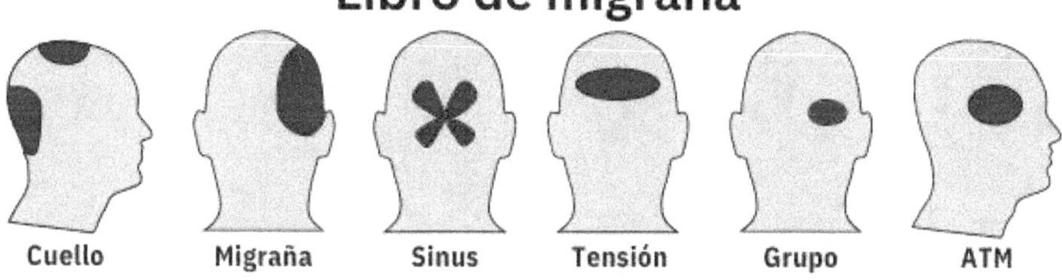

FECHA: ______________________   TIEMPO [ ]: ______________________

☐ ☐ ☐ ☐ ☐ ☐

Intensidad del dolor

1	2	3	4	5	6	7	8	9	10

Disparadores

☐ Hambre ☐ Insomnio

☐ Luces brillantes ☐ Enfermedad

☐ Café ☐ Cansancio

☐ Estrés en el trabajo ☐ Olores/ Aromas

☐ Estrés en casa ☐ Movimiento

☐ comidas salteadas ☐ Tensión ocular

☐ Ansiedad ☐ ______________

Medidas de alivio

Medicación	
Agua	
Dormir	
Ejercicio	
Otros	
Otros	

Notas:

Libro de migraña

Libro de migraña

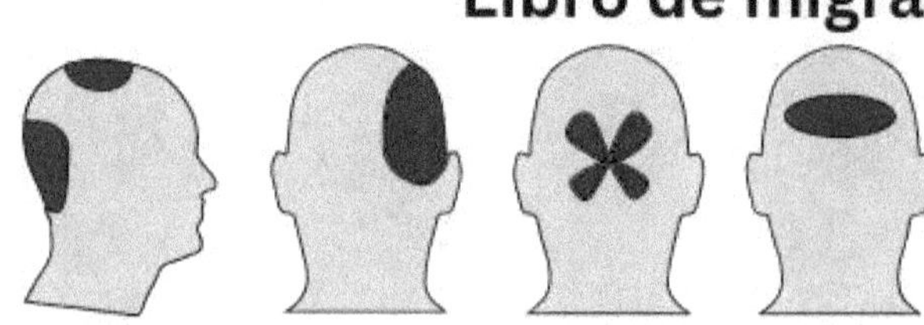
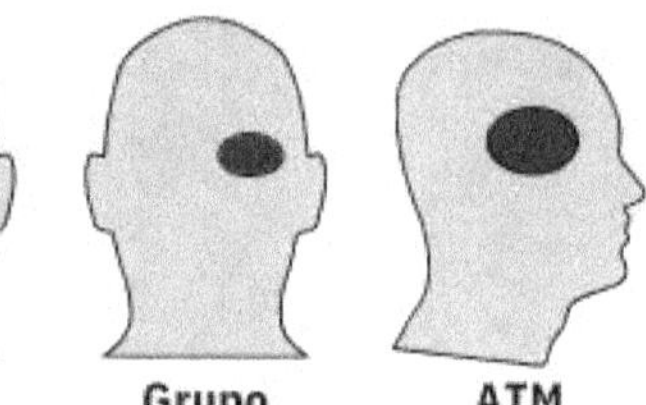

FECHA: _________________   **TIEMPO [ ]:** _________   _________

□   □   □   □   □   □

Intensidad del dolor

1	2	3	4	5	6	7	8	9	10

Disparadores

□ Hambre	□ Insomnio
□ Luces brillantes	□ Enfermedad
□ Café	□ Cansancio
□ Estrés en el trabajo	□ Olores/ Aromas
□ Estrés en casa	□ Movimiento
□ comidas salteadas	□ Tensión ocular
□ Ansiedad	□ __________

Medidas de alivio

Medicación	
Agua	
Dormir	
Ejercicio	
Otros	
Otros	

Notas:

Libro de migraña

Libro de migraña

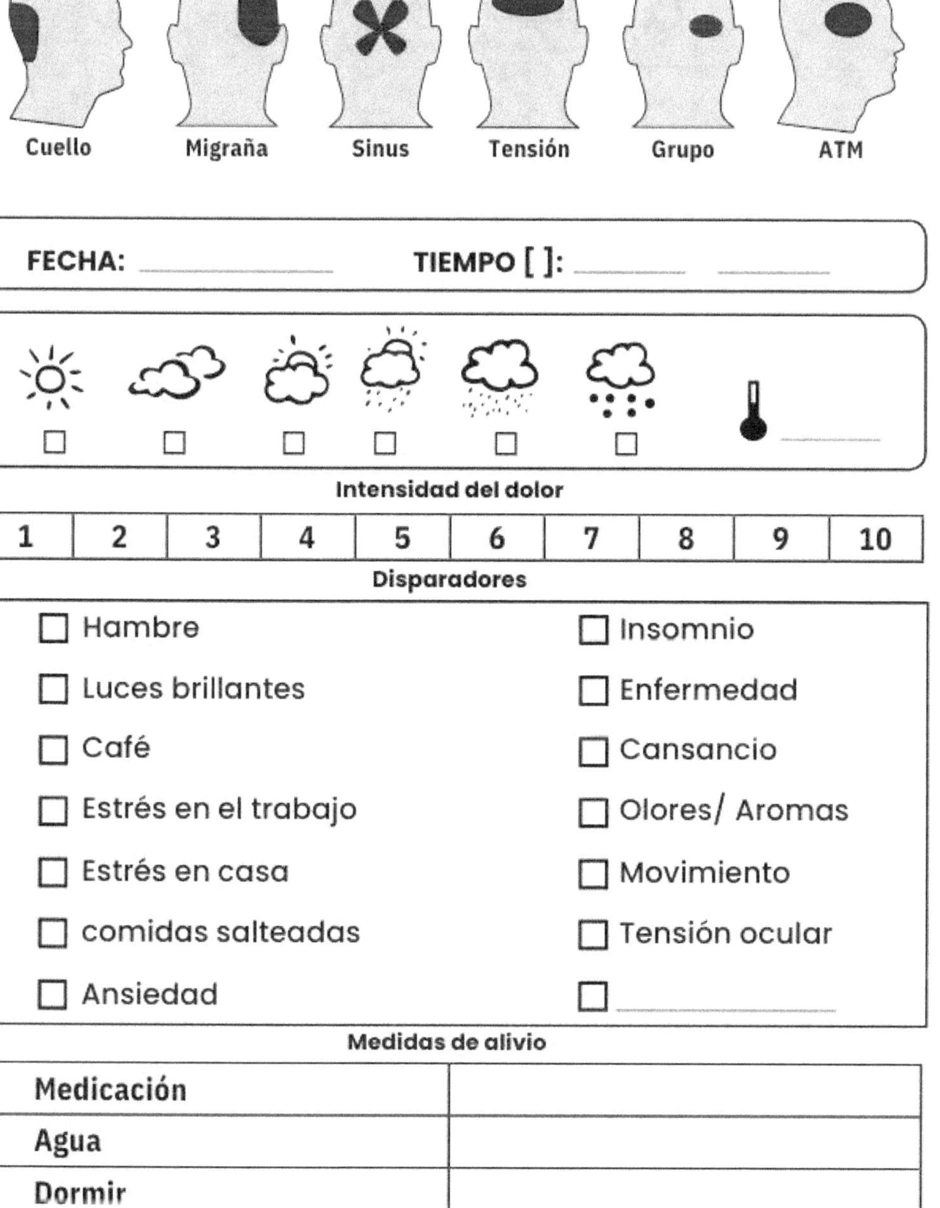

FECHA: _______________   **TIEMPO [ ]:** _______________ _______________

Intensidad del dolor

1	2	3	4	5	6	7	8	9	10

Disparadores

- ☐ Hambre
- ☐ Luces brillantes
- ☐ Café
- ☐ Estrés en el trabajo
- ☐ Estrés en casa
- ☐ comidas salteadas
- ☐ Ansiedad

- ☐ Insomnio
- ☐ Enfermedad
- ☐ Cansancio
- ☐ Olores/ Aromas
- ☐ Movimiento
- ☐ Tensión ocular
- ☐ _______________

Medidas de alivio

Medicación	
Agua	
Dormir	
Ejercicio	
Otros	
Otros	

Notas:

Libro de migraña

Libro de migraña

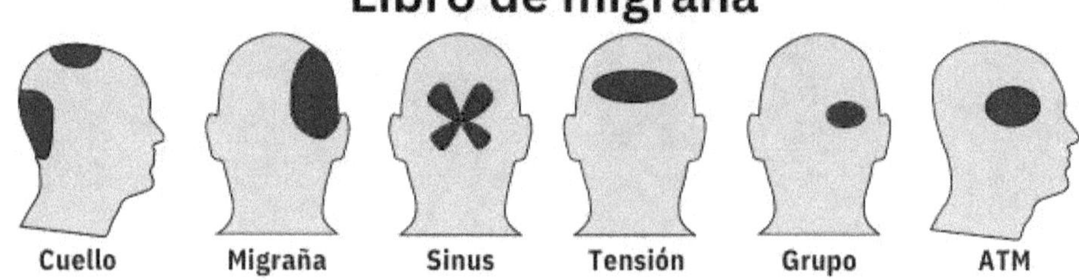

FECHA: ___________ **TIEMPO [ ]:** ___________ ___________

☐ ☐ ☐ ☐ ☐ ☐

Intensidad del dolor

1	2	3	4	5	6	7	8	9	10

Disparadores

☐ Hambre	☐ Insomnio
☐ Luces brillantes	☐ Enfermedad
☐ Café	☐ Cansancio
☐ Estrés en el trabajo	☐ Olores/ Aromas
☐ Estrés en casa	☐ Movimiento
☐ comidas salteadas	☐ Tensión ocular
☐ Ansiedad	☐ _____________

Medidas de alivio

Medicación	
Agua	
Dormir	
Ejercicio	
Otros	
Otros	

Notas: ___________

Libro de migraña

Libro de migraña

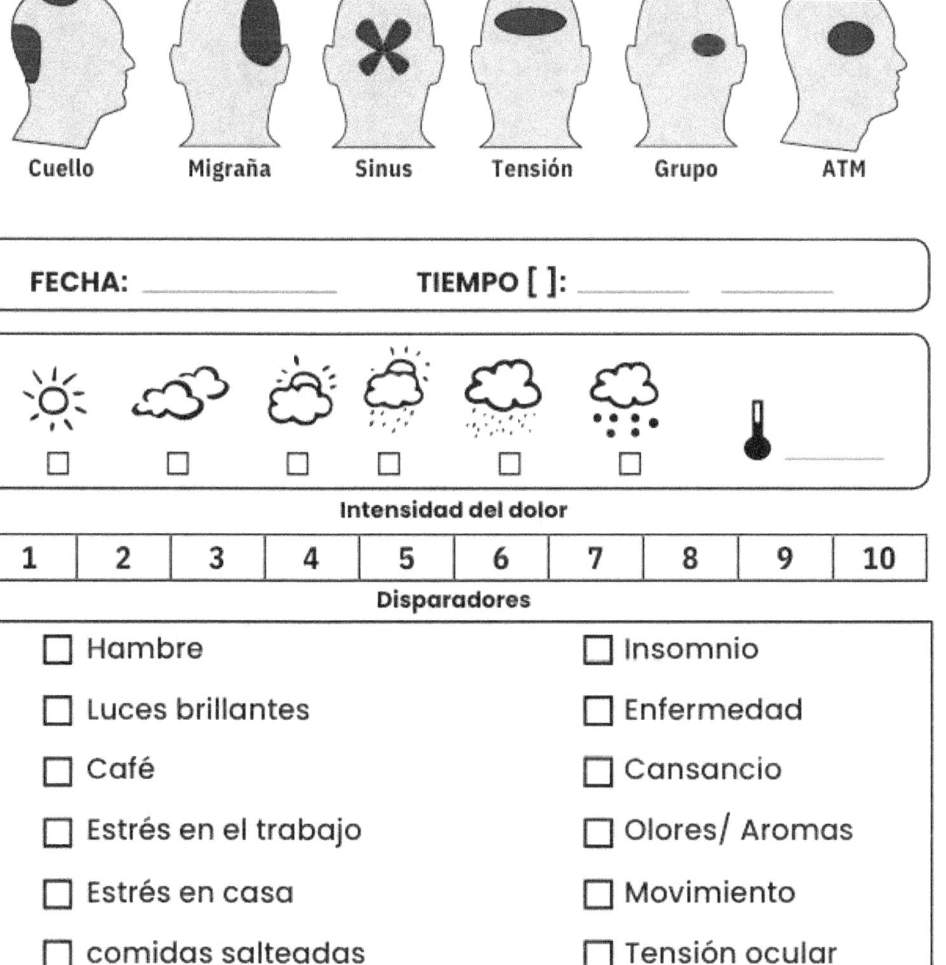

FECHA: _______________   TIEMPO [ ]: _______________   _______________

Intensidad del dolor

1	2	3	4	5	6	7	8	9	10

Disparadores

☐ Hambre	☐ Insomnio
☐ Luces brillantes	☐ Enfermedad
☐ Café	☐ Cansancio
☐ Estrés en el trabajo	☐ Olores/ Aromas
☐ Estrés en casa	☐ Movimiento
☐ comidas salteadas	☐ Tensión ocular
☐ Ansiedad	☐ ________________

Medidas de alivio

Medicación	
Agua	
Dormir	
Ejercicio	
Otros	
Otros	

Notas:

Libro de migraña

Libro de migraña

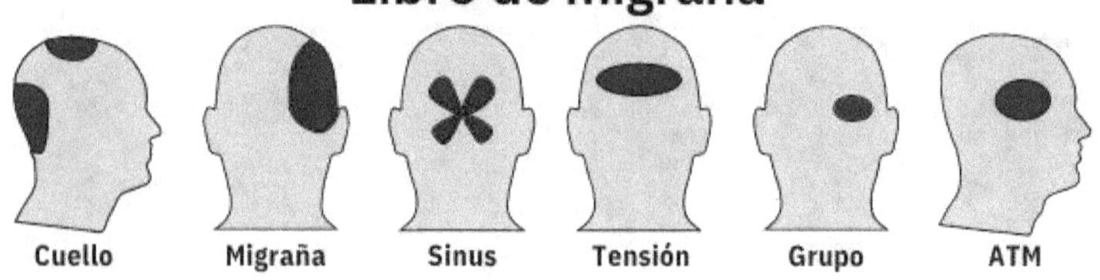

FECHA: _______________   TIEMPO [ ]: _______________ _______________

☐ ☐ ☐ ☐ ☐ ☐   🌡 _______________

Intensidad del dolor

1	2	3	4	5	6	7	8	9	10

Disparadores

☐ Hambre	☐ Insomnio
☐ Luces brillantes	☐ Enfermedad
☐ Café	☐ Cansancio
☐ Estrés en el trabajo	☐ Olores/ Aromas
☐ Estrés en casa	☐ Movimiento
☐ comidas salteadas	☐ Tensión ocular
☐ Ansiedad	☐ _______________

Medidas de alivio

Medicación	
Agua	
Dormir	
Ejercicio	
Otros	
Otros	

Notas:

Libro de migraña

Libro de migraña

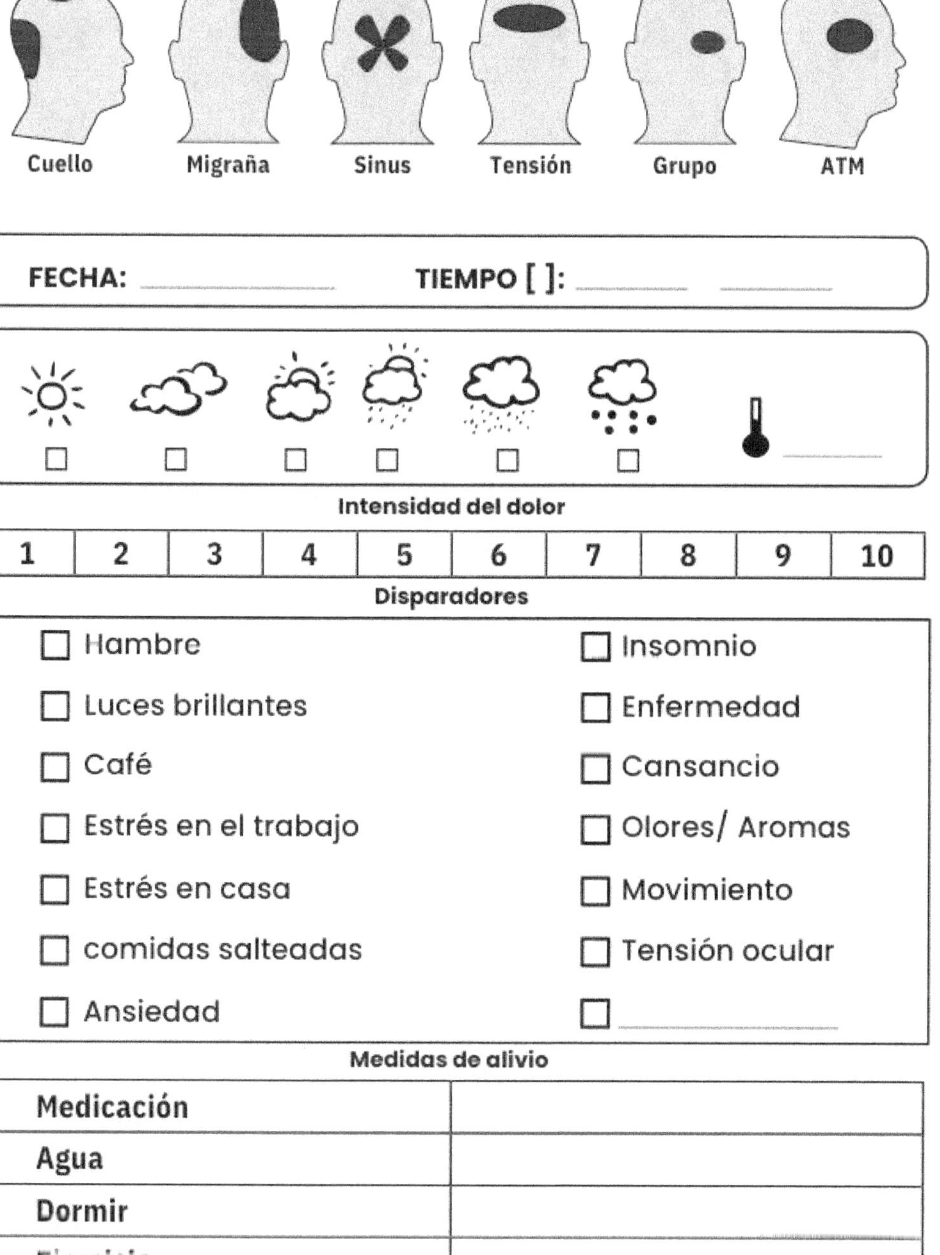

Libro de migraña

Libro de migraña

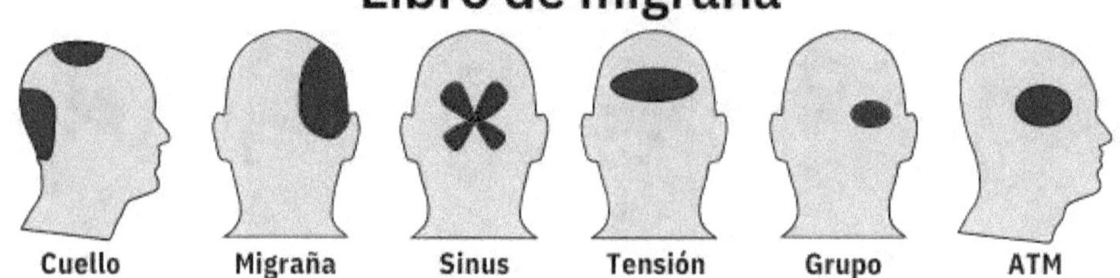

FECHA: _______________   TIEMPO [ ]: _____________   ___________

☐   ☐   ☐   ☐   ☐   ☐

Intensidad del dolor

1	2	3	4	5	6	7	8	9	10

Disparadores

☐ Hambre   ☐ Insomnio

☐ Luces brillantes   ☐ Enfermedad

☐ Café   ☐ Cansancio

☐ Estrés en el trabajo   ☐ Olores/ Aromas

☐ Estrés en casa   ☐ Movimiento

☐ comidas salteadas   ☐ Tensión ocular

☐ Ansiedad   ☐ _______________

Medidas de alivio

Medicación	
Agua	
Dormir	
Ejercicio	
Otros	
Otros	

Notas: _______________

Libro de migraña

Libro de migraña

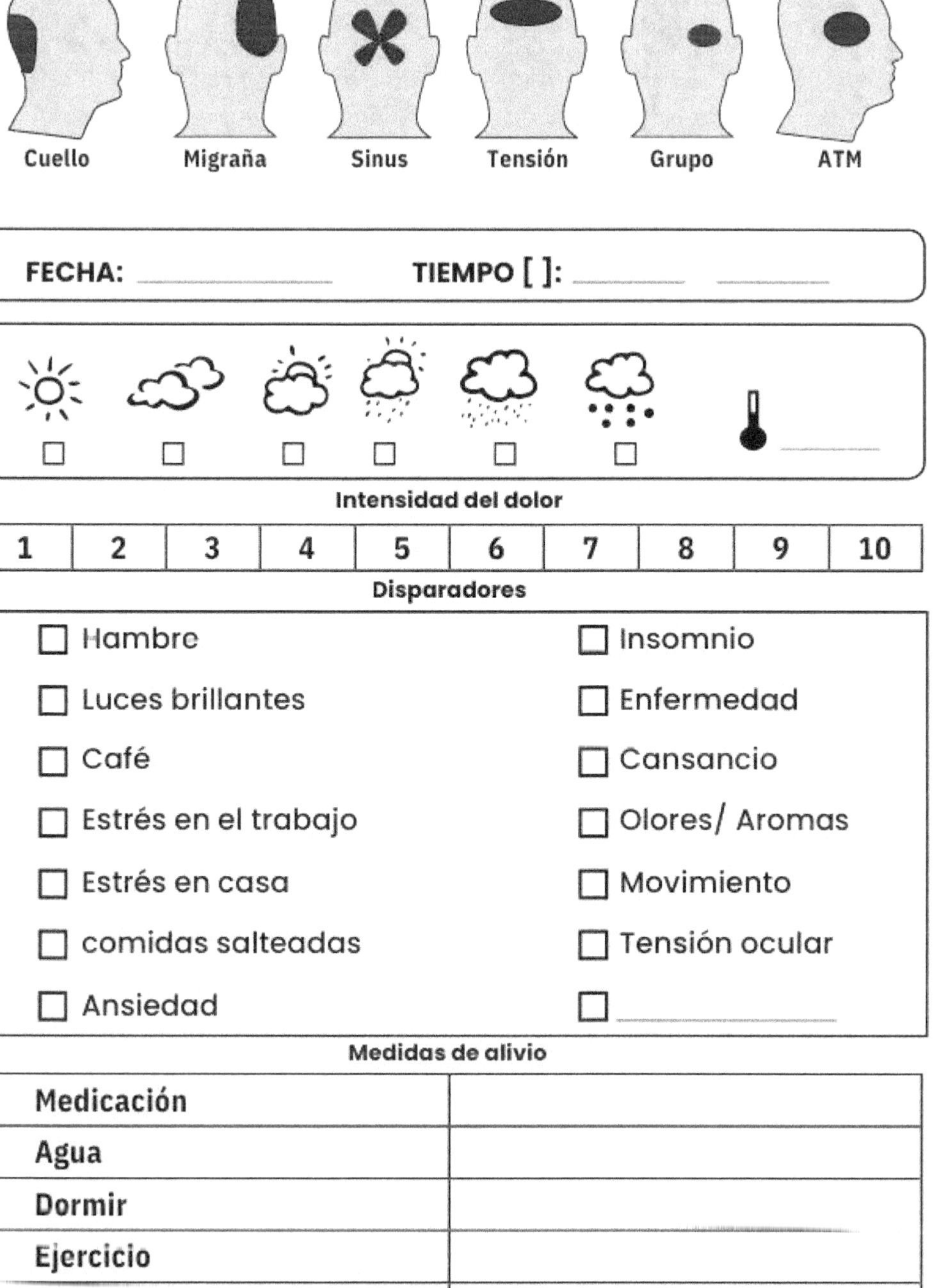

FECHA: _______________   TIEMPO [ ]: _______________ _______________

Intensidad del dolor

| 1 | 2 | 3 | 4 | 5 | 6 | 7 | 8 | 9 | 10 |

Disparadores

☐ Hambre	☐ Insomnio
☐ Luces brillantes	☐ Enfermedad
☐ Café	☐ Cansancio
☐ Estrés en el trabajo	☐ Olores/ Aromas
☐ Estrés en casa	☐ Movimiento
☐ comidas salteadas	☐ Tensión ocular
☐ Ansiedad	☐ _______________

Medidas de alivio

Medicación	
Agua	
Dormir	
Ejercicio	
Otros	
Otros	

Notas:

Libro de migraña

Libro de migraña

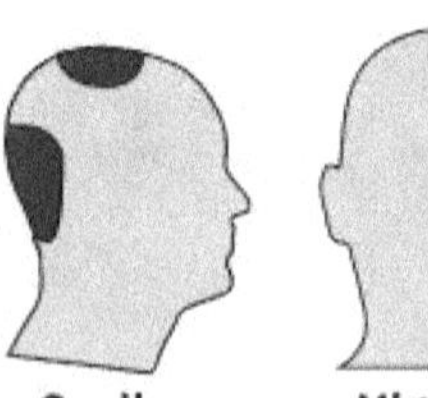
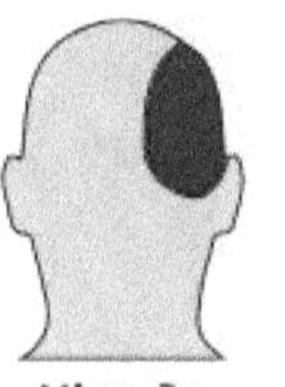
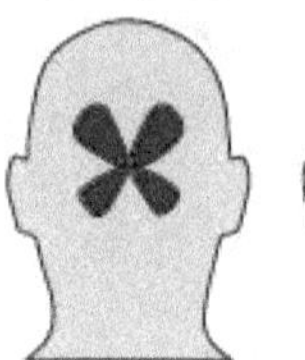
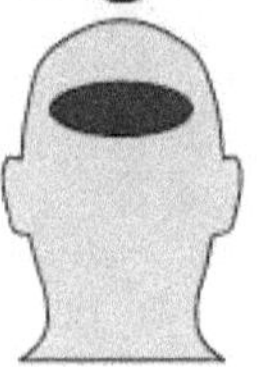
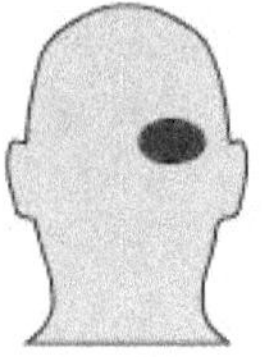
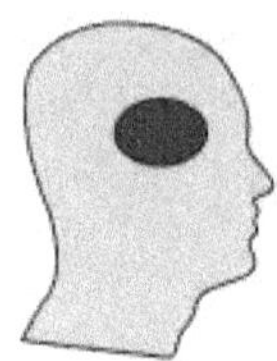

Cuello	Migraña	Sinus	Tensión	Grupo	ATM

FECHA: _________________ **TIEMPO [ ]:** _________ _________

☐ ☐ ☐ ☐ ☐ ☐

Intensidad del dolor

1	2	3	4	5	6	7	8	9	10

Disparadores

☐ Hambre	☐ Insomnio
☐ Luces brillantes	☐ Enfermedad
☐ Café	☐ Cansancio
☐ Estrés en el trabajo	☐ Olores/ Aromas
☐ Estrés en casa	☐ Movimiento
☐ comidas salteadas	☐ Tensión ocular
☐ Ansiedad	☐ _______________

Medidas de alivio

Medicación	
Agua	
Dormir	
Ejercicio	
Otros	
Otros	

Notas:

Libro de migraña

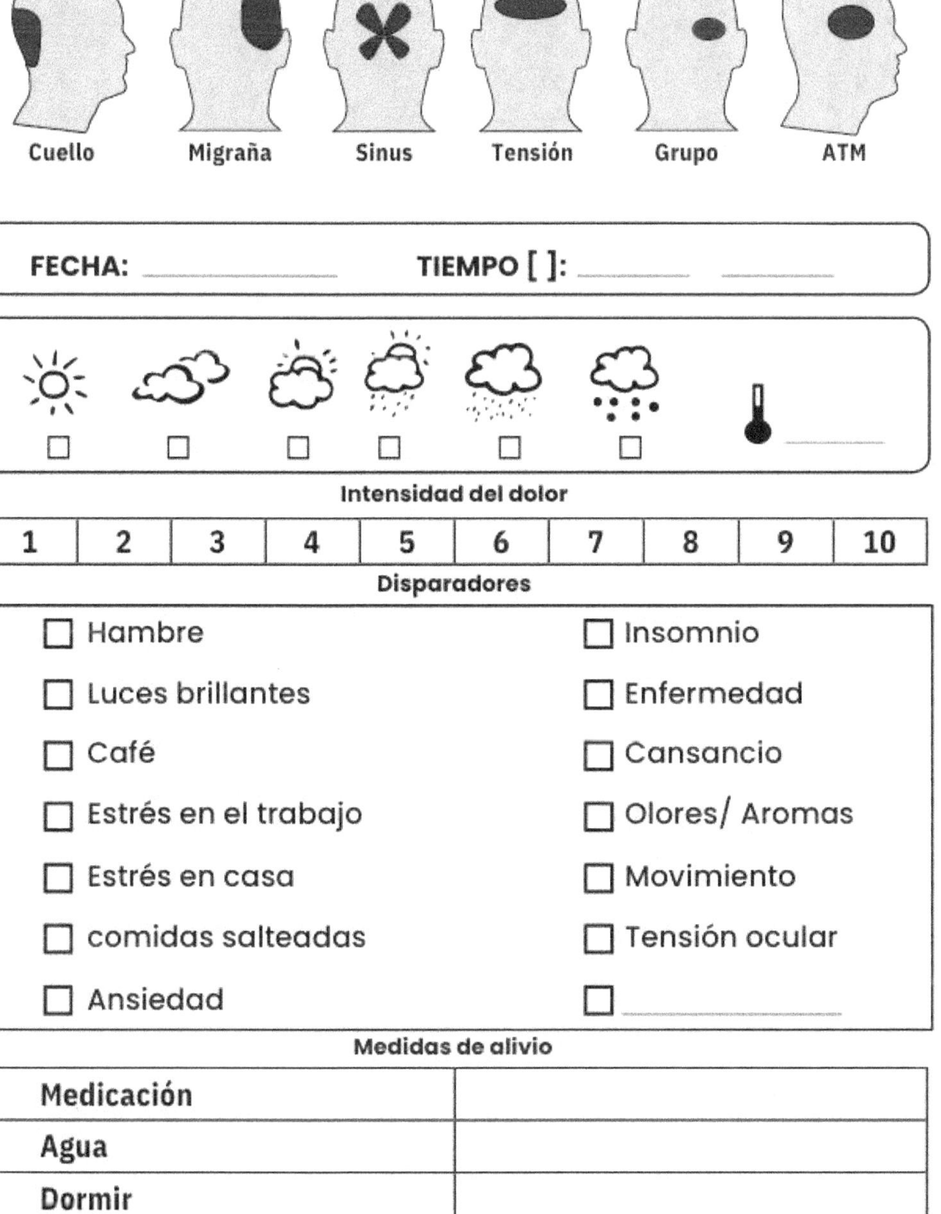

Medidas de alivio

Medicación	
Agua	
Dormir	
Ejercicio	
Otros	
Otros	

Notas:

Libro de migraña

Libro de migraña

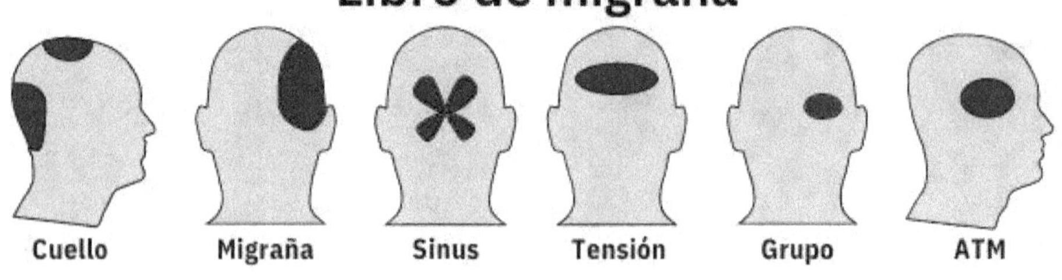

FECHA: _______________   **TIEMPO [ ]:** _______________ _______________

Intensidad del dolor

1	2	3	4	5	6	7	8	9	10

Disparadores

- ☐ Hambre
- ☐ Luces brillantes
- ☐ Café
- ☐ Estrés en el trabajo
- ☐ Estrés en casa
- ☐ comidas salteadas
- ☐ Ansiedad

- ☐ Insomnio
- ☐ Enfermedad
- ☐ Cansancio
- ☐ Olores/ Aromas
- ☐ Movimiento
- ☐ Tensión ocular
- ☐ _______________

Medidas de alivio

Medicación	
Agua	
Dormir	
Ejercicio	
Otros	
Otros	

Notas: _______________

Libro de migraña

Cuello	Migraña	Sinus	Tensión	Grupo	ATM

FECHA: ______________________ **TIEMPO [ ]:** ______________ ______________

☐ ☐ ☐ ☐ ☐ ☐

Intensidad del dolor

1	2	3	4	5	6	7	8	9	10

Disparadores

☐ Hambre	☐ Insomnio
☐ Luces brillantes	☐ Enfermedad
☐ Café	☐ Cansancio
☐ Estrés en el trabajo	☐ Olores/ Aromas
☐ Estrés en casa	☐ Movimiento
☐ comidas salteadas	☐ Tensión ocular
☐ Ansiedad	☐ ______________

Medidas de alivio

Medicación	
Agua	
Dormir	
Ejercicio	
Otros	
Otros	

Notas:

Libro de migraña

Libro de migraña

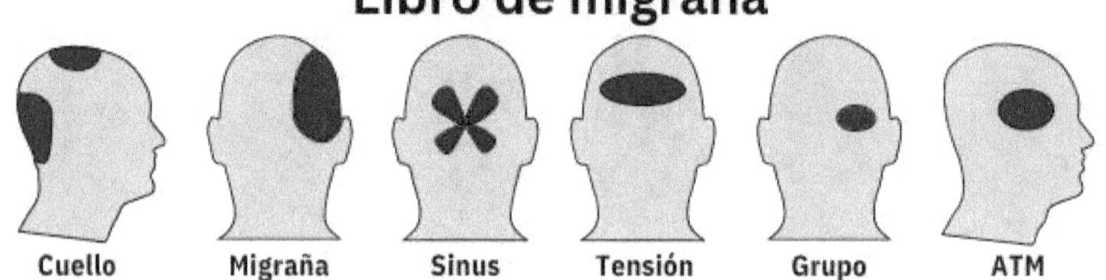

FECHA: _____________   TIEMPO [ ]: _____________   _____________

☐   ☐   ☐   ☐   ☐   ☐   🌡 _____________

Intensidad del dolor

1	2	3	4	5	6	7	8	9	10

Disparadores

☐ Hambre   ☐ Insomnio

☐ Luces brillantes   ☐ Enfermedad

☐ Café   ☐ Cansancio

☐ Estrés en el trabajo ☐ Olores/ Aromas

☐ Estrés en casa   ☐ Movimiento

☐ comidas salteadas   ☐ Tensión ocular

☐ Ansiedad   ☐ _____________

Medidas de alivio

Medicación	
Agua	
Dormir	
Ejercicio	
Otros	
Otros	

Notas: _____________

Libro de migraña

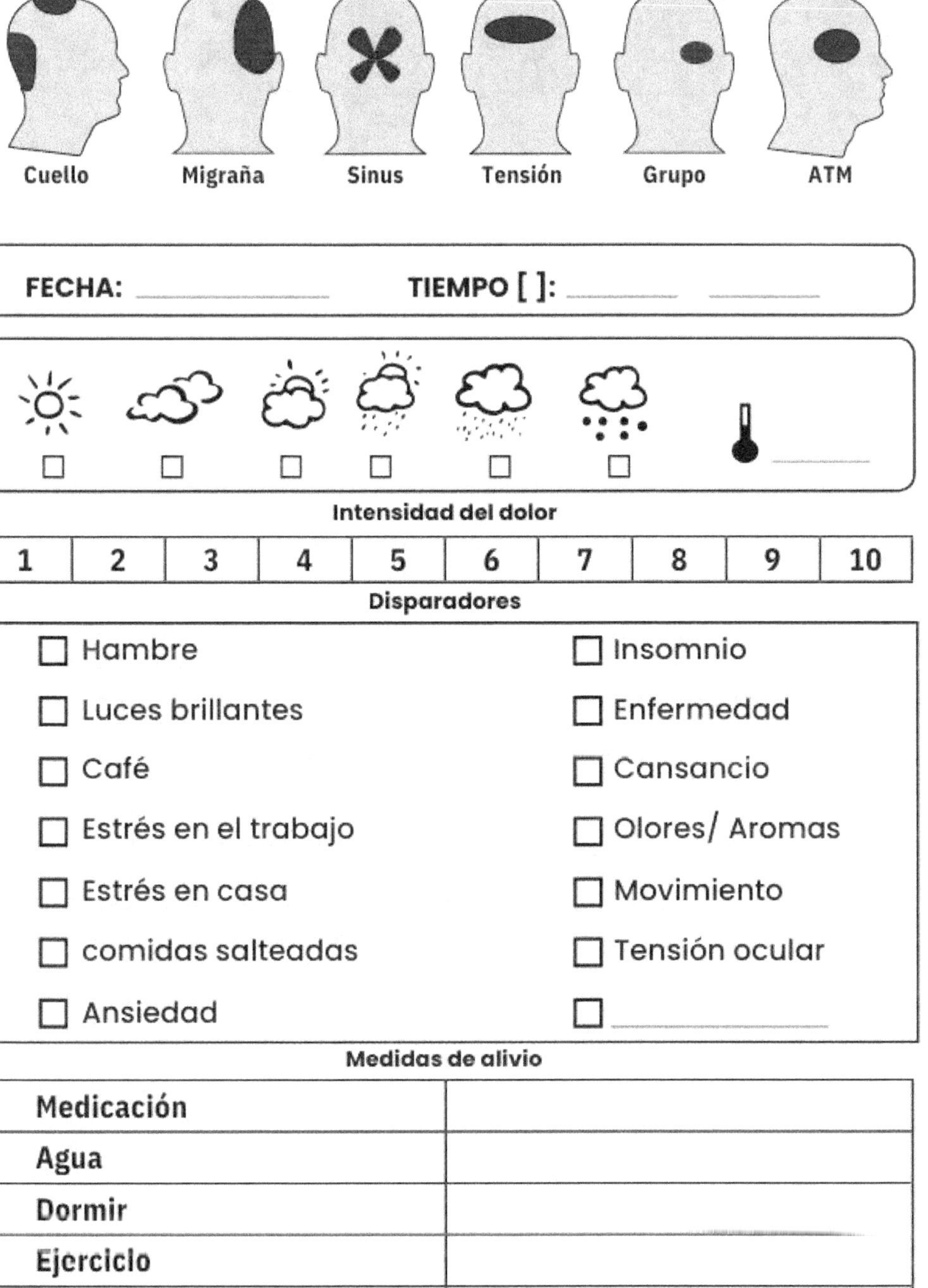

Libro de migraña

Libro de migraña

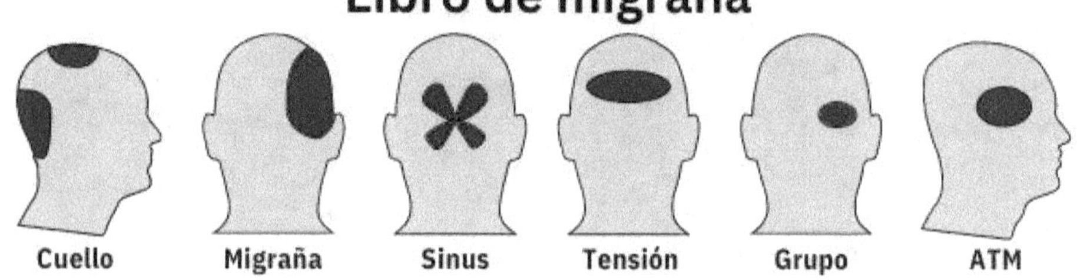

FECHA: _______________   **TIEMPO [ ]:** _________   _________

Intensidad del dolor

1	2	3	4	5	6	7	8	9	10

Disparadores

☐ Hambre	☐ Insomnio
☐ Luces brillantes	☐ Enfermedad
☐ Café	☐ Cansancio
☐ Estrés en el trabajo	☐ Olores/ Aromas
☐ Estrés en casa	☐ Movimiento
☐ comidas salteadas	☐ Tensión ocular
☐ Ansiedad	☐ _____________

Medidas de alivio

Medicación	
Agua	
Dormir	
Ejercicio	
Otros	
Otros	

Notas:

Libro de migraña

Libro de migraña

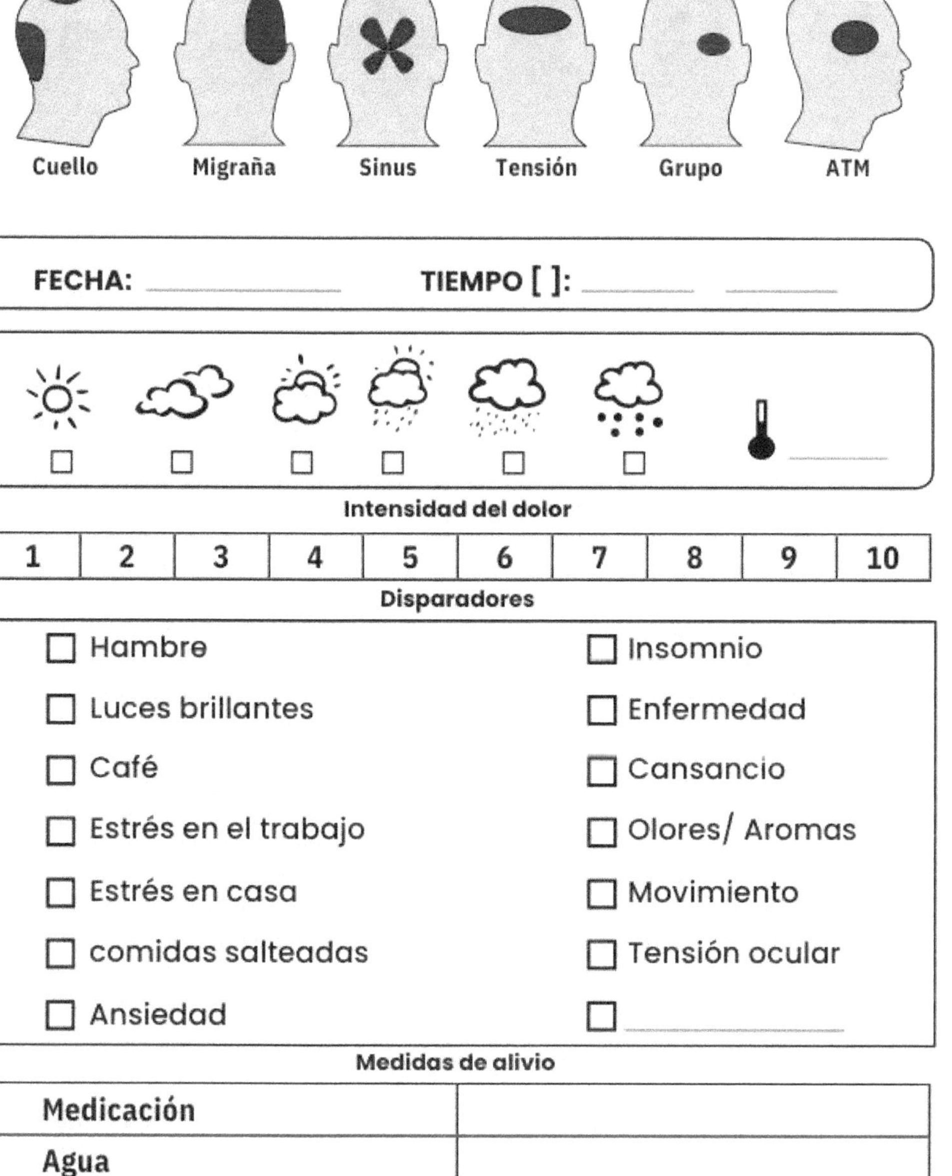

Medidas de alivio

Medicación	
Agua	
Dormir	
Ejercicio	
Otros	
Otros	

Notas:

Libro de migraña

Libro de migraña

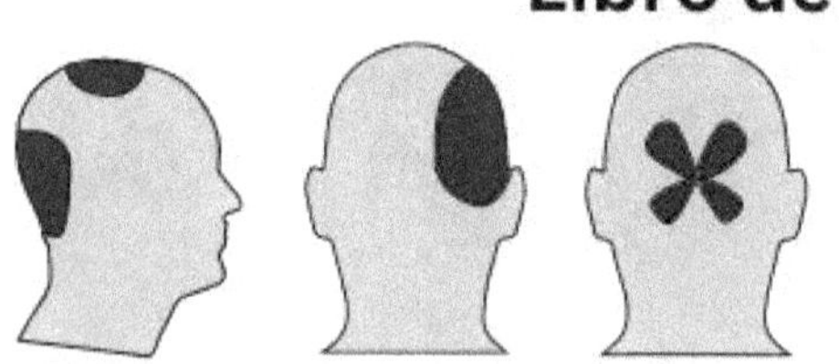
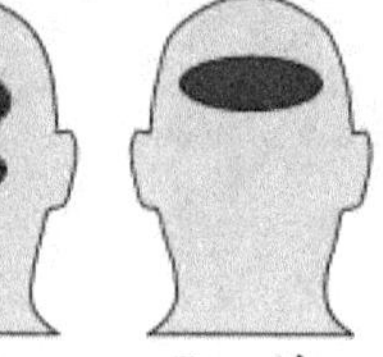
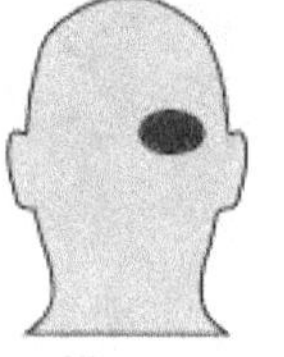
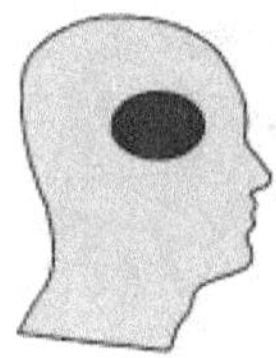

FECHA: _______________   **TIEMPO [ ]:** _______________

☐   ☐   ☐   ☐   ☐   ☐   _______

Intensidad del dolor

1	2	3	4	5	6	7	8	9	10

Disparadores

☐ Hambre	☐ Insomnio
☐ Luces brillantes	☐ Enfermedad
☐ Café	☐ Cansancio
☐ Estrés en el trabajo	☐ Olores/ Aromas
☐ Estrés en casa	☐ Movimiento
☐ comidas salteadas	☐ Tensión ocular
☐ Ansiedad	☐ _______________

Medidas de alivio

Medicación	
Agua	
Dormir	
Ejercicio	
Otros	
Otros	

Notas: _______________

Libro de migraña

Libro de migraña

Cuello	Migraña	Sinus	Tensión	Grupo	ATM

FECHA: ______________________ **TIEMPO [ ]:** __________ __________

☐ ☐ ☐ ☐ ☐ ☐

Intensidad del dolor

1	2	3	4	5	6	7	8	9	10

Disparadores

☐ Hambre	☐ Insomnio
☐ Luces brillantes	☐ Enfermedad
☐ Café	☐ Cansancio
☐ Estrés en el trabajo	☐ Olores/ Aromas
☐ Estrés en casa	☐ Movimiento
☐ comidas salteadas	☐ Tensión ocular
☐ Ansiedad	☐ _____________

Medidas de alivio

Medicación	
Agua	
Dormir	
Ejercicio	
Otros	
Otros	

Notas:

Libro de migraña

Libro de migraña

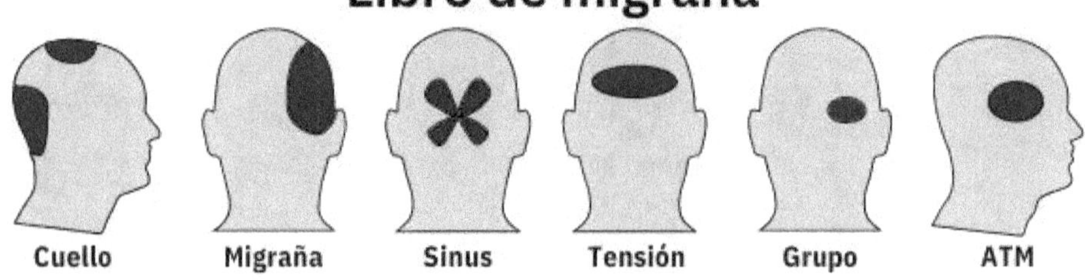

FECHA: _______________   TIEMPO [ ]: __________   __________

Intensidad del dolor

| 1 | 2 | 3 | 4 | 5 | 6 | 7 | 8 | 9 | 10 |

Disparadores

☐ Hambre	☐ Insomnio
☐ Luces brillantes	☐ Enfermedad
☐ Café	☐ Cansancio
☐ Estrés en el trabajo	☐ Olores/ Aromas
☐ Estrés en casa	☐ Movimiento
☐ comidas salteadas	☐ Tensión ocular
☐ Ansiedad	☐ _____________

Medidas de alivio

Medicación	
Agua	
Dormir	
Ejercicio	
Otros	
Otros	

Notas: _______________

Libro de migraña

Libro de migraña

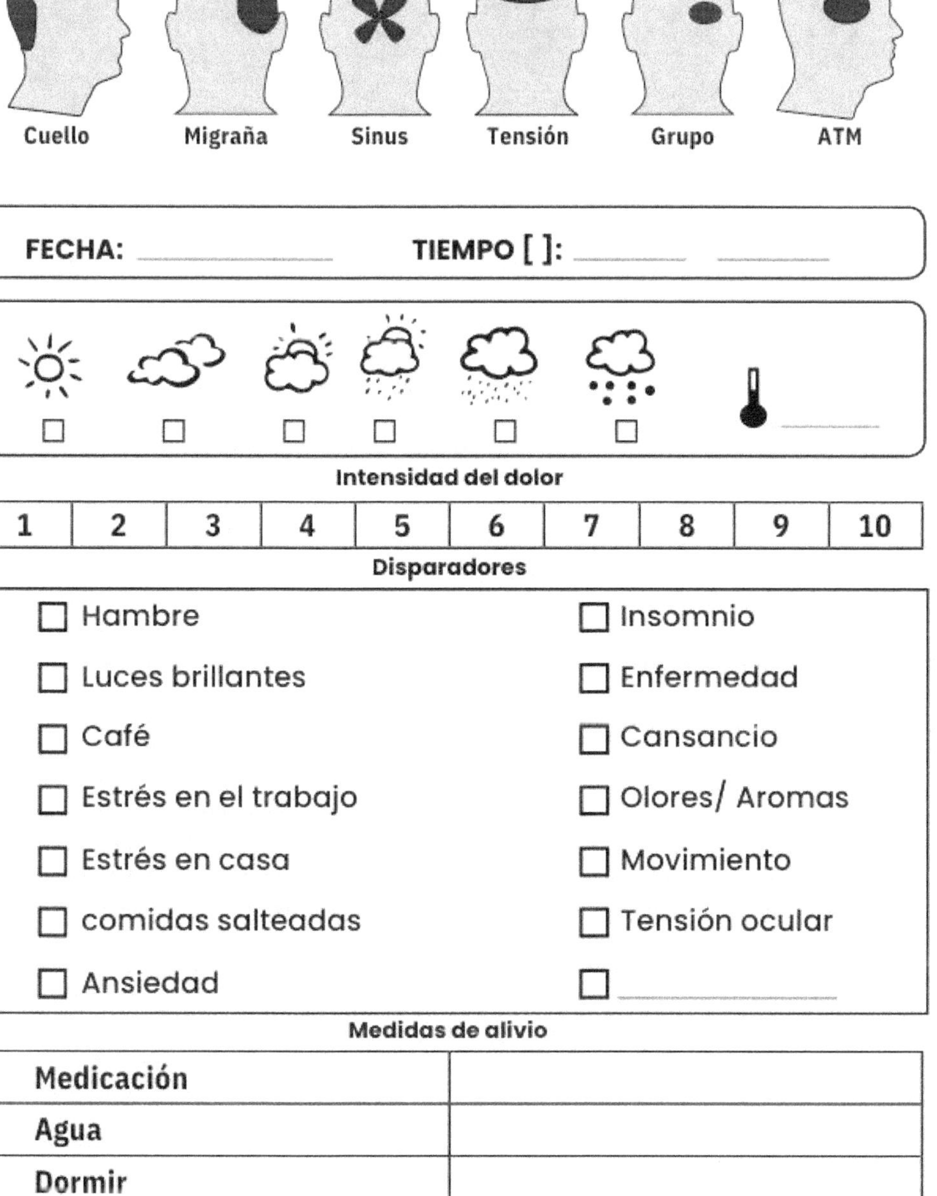

Libro de migraña

Libro de migraña

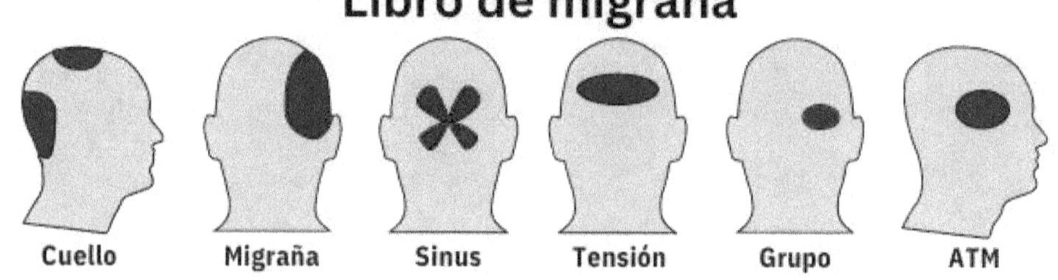

FECHA: _______________   **TIEMPO [ ]:** _______________

☐ ☐ ☐ ☐ ☐ ☐ 🌡 _______

Intensidad del dolor

1	2	3	4	5	6	7	8	9	10

Disparadores

☐ Hambre	☐ Insomnio
☐ Luces brillantes	☐ Enfermedad
☐ Café	☐ Cansancio
☐ Estrés en el trabajo	☐ Olores/ Aromas
☐ Estrés en casa	☐ Movimiento
☐ comidas salteadas	☐ Tensión ocular
☐ Ansiedad	☐ _______________

Medidas de alivio

Medicación	
Agua	
Dormir	
Ejercicio	
Otros	
Otros	

Notas: _______________

Libro de migraña

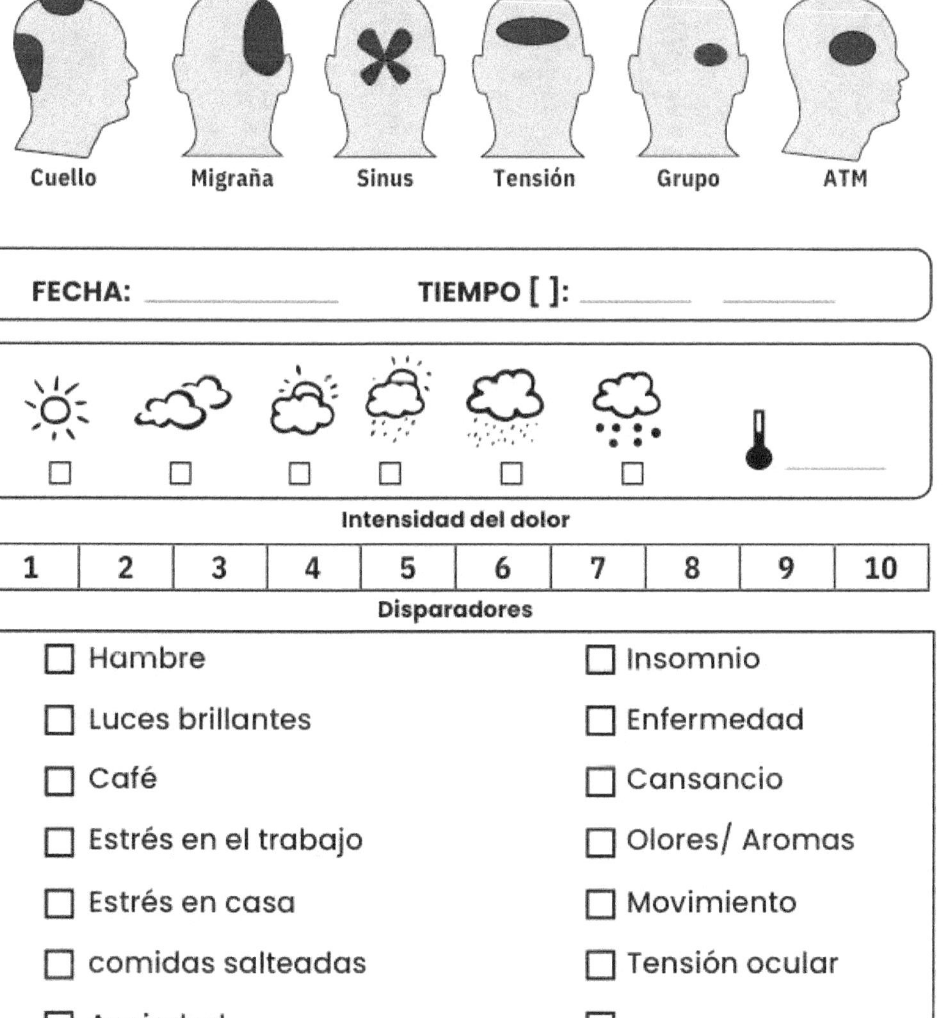

FECHA: _______________   TIEMPO [ ]: _______________ _______________

Intensidad del dolor

1	2	3	4	5	6	7	8	9	10

Disparadores

- ☐ Hambre
- ☐ Luces brillantes
- ☐ Café
- ☐ Estrés en el trabajo
- ☐ Estrés en casa
- ☐ comidas salteadas
- ☐ Ansiedad

- ☐ Insomnio
- ☐ Enfermedad
- ☐ Cansancio
- ☐ Olores/ Aromas
- ☐ Movimiento
- ☐ Tensión ocular
- ☐ _______________

Medidas de alivio

Medicación	
Agua	
Dormir	
Ejercicio	
Otros	
Otros	

Notas:

Libro de migraña

Libro de migraña

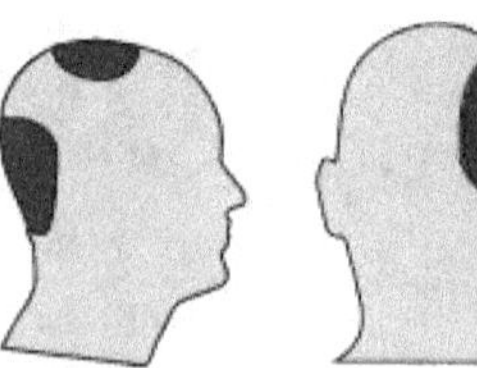 Cuello
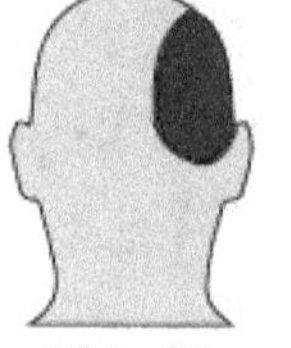 Migraña
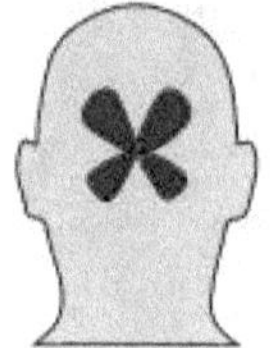 Sinus
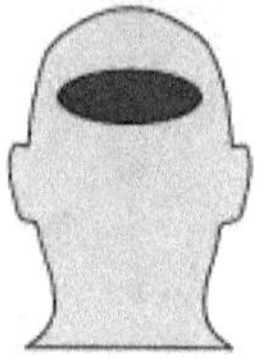 Tensión
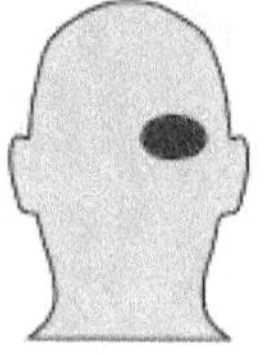 Grupo
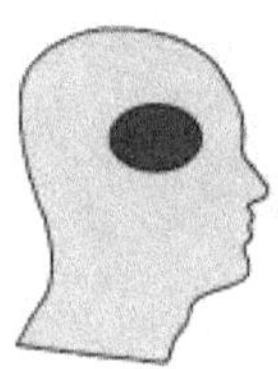 ATM

FECHA: _______________ **TIEMPO [ ]:** _______________ _______________

☐ ☐ ☐ ☐ ☐ ☐ 🌡 _______________

Intensidad del dolor

1	2	3	4	5	6	7	8	9	10

Disparadores

☐ Hambre   ☐ Insomnio
☐ Luces brillantes   ☐ Enfermedad
☐ Café   ☐ Cansancio
☐ Estrés en el trabajo   ☐ Olores/ Aromas
☐ Estrés en casa   ☐ Movimiento
☐ comidas salteadas   ☐ Tensión ocular
☐ Ansiedad   ☐ _______________

Medidas de alivio

Medicación	
Agua	
Dormir	
Ejercicio	
Otros	
Otros	

Notas: _______________

Libro de migraña

Libro de migraña

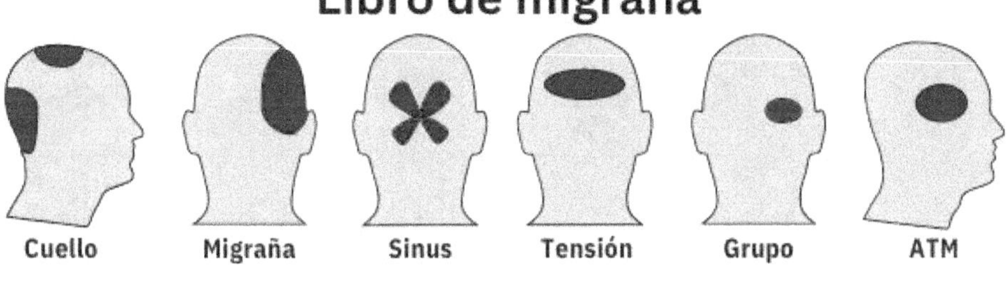

FECHA: ______________   **TIEMPO [ ]:** ______________

☐ ☐ ☐ ☐ ☐ ☐

Intensidad del dolor

1	2	3	4	5	6	7	8	9	10

Disparadores

☐ Hambre   ☐ Insomnio

☐ Luces brillantes   ☐ Enfermedad

☐ Café   ☐ Cansancio

☐ Estrés en el trabajo   ☐ Olores/ Aromas

☐ Estrés en casa   ☐ Movimiento

☐ comidas salteadas   ☐ Tensión ocular

☐ Ansiedad   ☐ ______________

Medidas de alivio

Medicación	
Agua	
Dormir	
Ejercicio	
Otros	
Otros	

Notas:

Libro de migraña

Libro de migraña

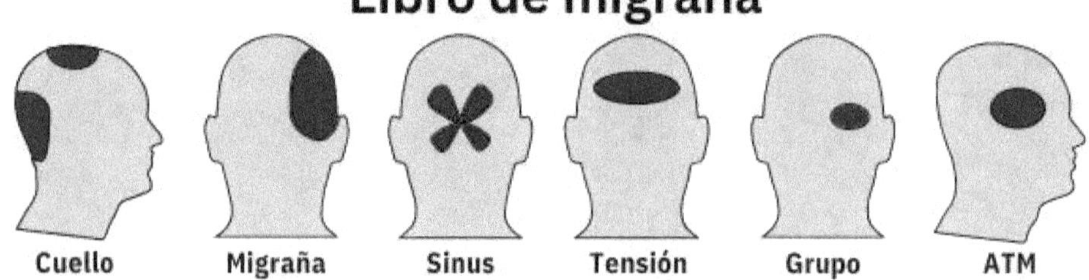

FECHA: _______________   **TIEMPO [ ]:** _____________   ____________

Intensidad del dolor

1	2	3	4	5	6	7	8	9	10

Disparadores

- ☐ Hambre
- ☐ Luces brillantes
- ☐ Café
- ☐ Estrés en el trabajo
- ☐ Estrés en casa
- ☐ comidas salteadas
- ☐ Ansiedad

- ☐ Insomnio
- ☐ Enfermedad
- ☐ Cansancio
- ☐ Olores/ Aromas
- ☐ Movimiento
- ☐ Tensión ocular
- ☐ _______________

Medidas de alivio

Medicación	
Agua	
Dormir	
Ejercicio	
Otros	
Otros	

Notas:

Libro de migraña

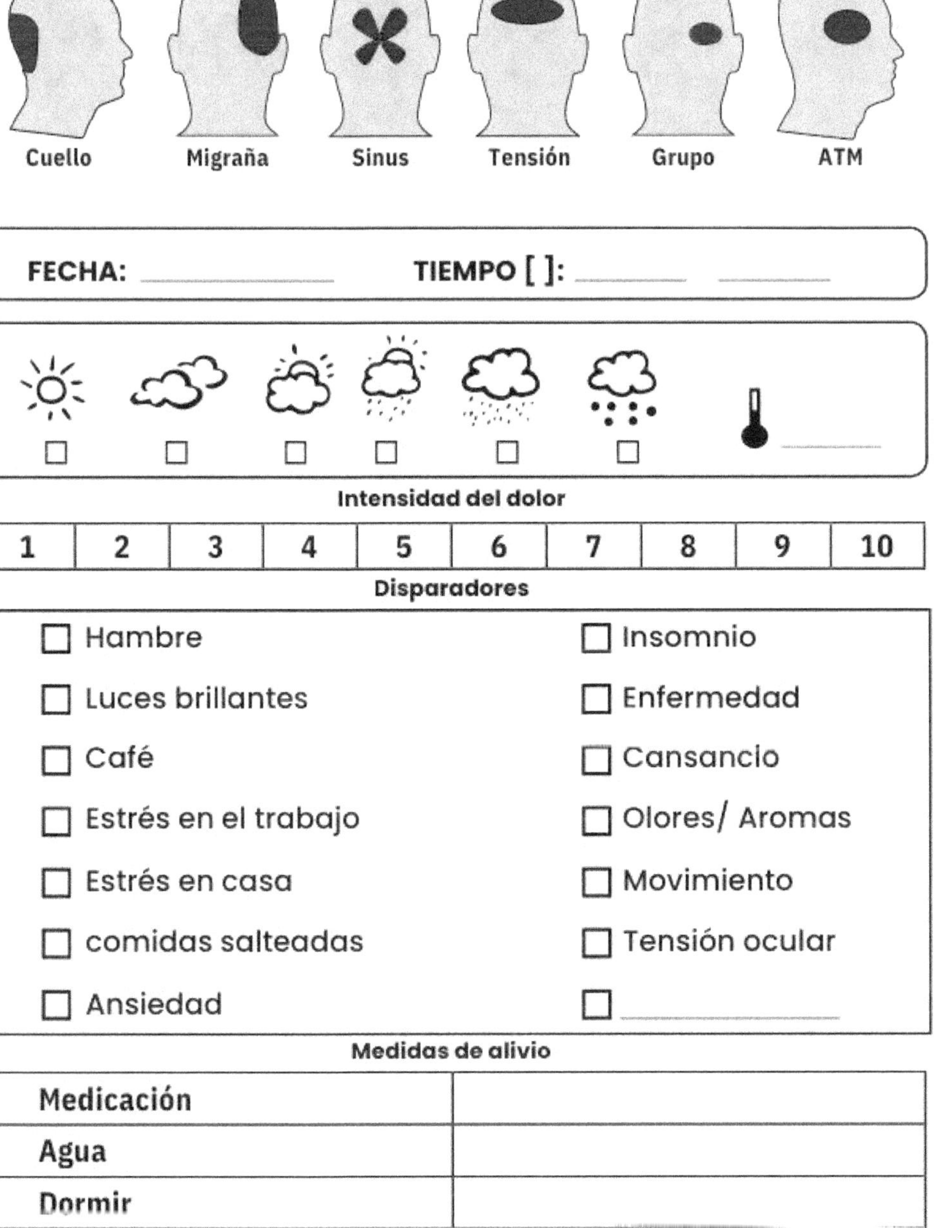

FECHA: _____________   **TIEMPO [ ]:** _____________ _____________

☐ ☐ ☐ ☐ ☐ ☐

Intensidad del dolor

1	2	3	4	5	6	7	8	9	10

Disparadores

☐ Hambre	☐ Insomnio
☐ Luces brillantes	☐ Enfermedad
☐ Café	☐ Cansancio
☐ Estrés en el trabajo	☐ Olores/ Aromas
☐ Estrés en casa	☐ Movimiento
☐ comidas salteadas	☐ Tensión ocular
☐ Ansiedad	☐ _____________

Medidas de alivio

Medicación	
Agua	
Dormir	
Ejercicio	
Otros	
Otros	

Notas:

Libro de migraña

Libro de migraña

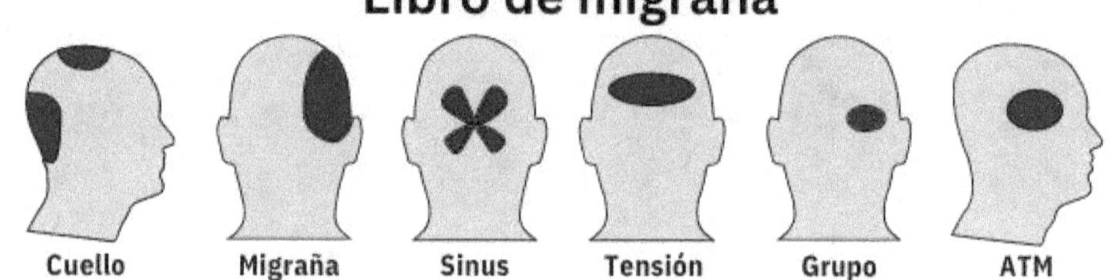

FECHA: _______________   TIEMPO [ ]: _________ _________

☐   ☐   ☐   ☐   ☐   ☐   🌡 _______

Intensidad del dolor

1	2	3	4	5	6	7	8	9	10

Disparadores

☐ Hambre	☐ Insomnio
☐ Luces brillantes	☐ Enfermedad
☐ Café	☐ Cansancio
☐ Estrés en el trabajo	☐ Olores/ Aromas
☐ Estrés en casa	☐ Movimiento
☐ comidas salteadas	☐ Tensión ocular
☐ Ansiedad	☐ ____________

Medidas de alivio

Medicación	
Agua	
Dormir	
Ejercicio	
Otros	
Otros	

Notas: _______________________________

Libro de migraña

Libro de migraña

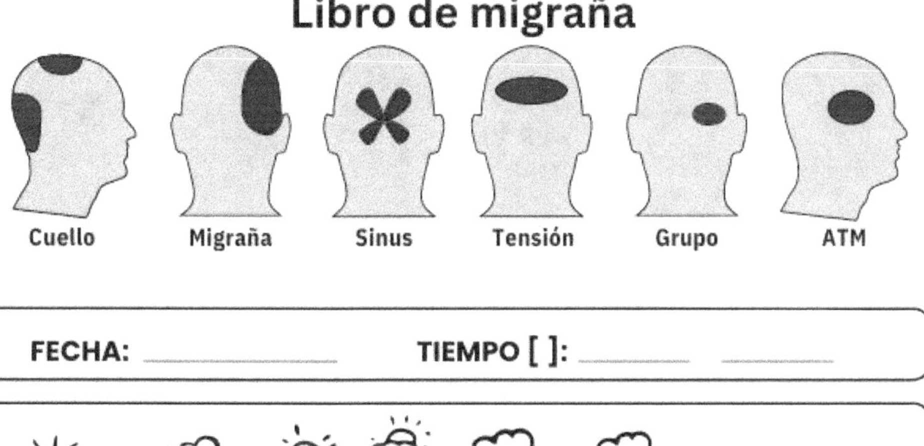

FECHA: ______________________ TIEMPO [ ]: ________________

□ □ □ □ □ □

Intensidad del dolor

| 1 | 2 | 3 | 4 | 5 | 6 | 7 | 8 | 9 | 10 |

Disparadores

□ Hambre	□ Insomnio
□ Luces brillantes	□ Enfermedad
□ Café	□ Cansancio
□ Estrés en el trabajo	□ Olores/ Aromas
□ Estrés en casa	□ Movimiento
□ comidas salteadas	□ Tensión ocular
□ Ansiedad	□ ______________

Medidas de alivio

Medicación	
Agua	
Dormir	
Ejercicio	
Otros	
Otros	

Notas:

Libro de migraña

Libro de migraña

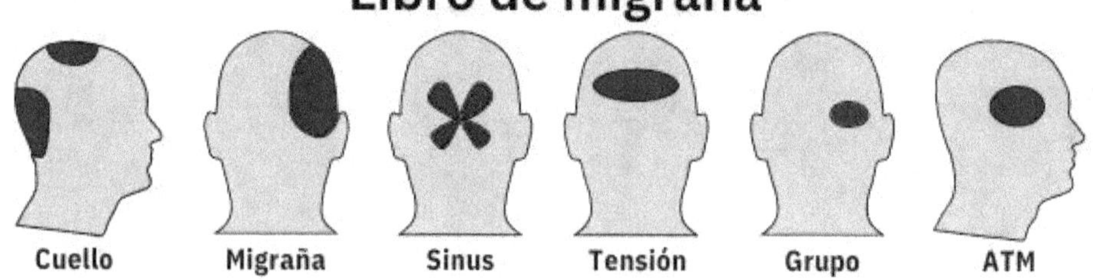

FECHA: _______________   TIEMPO [ ]: _______________

☐ ☐ ☐ ☐ ☐ ☐

Intensidad del dolor

1	2	3	4	5	6	7	8	9	10

Disparadores

☐ Hambre   ☐ Insomnio

☐ Luces brillantes   ☐ Enfermedad

☐ Café   ☐ Cansancio

☐ Estrés en el trabajo ☐ Olores/ Aromas

☐ Estrés en casa   ☐ Movimiento

☐ comidas salteadas   ☐ Tensión ocular

☐ Ansiedad   ☐ _______________

Medidas de alivio

Medicación	
Agua	
Dormir	
Ejercicio	
Otros	
Otros	

Notas: _______________

Libro de migraña

Libro de migraña

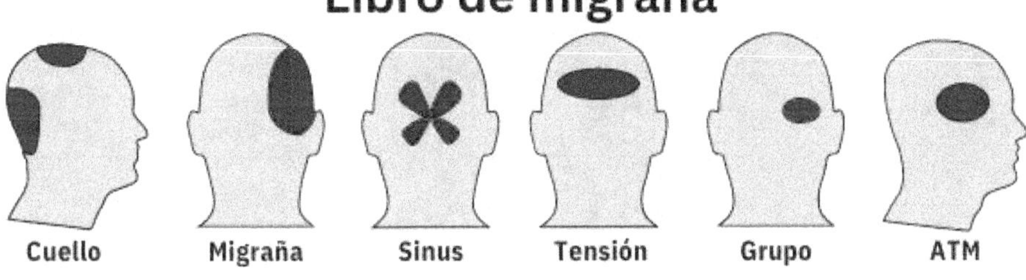

| Cuello | Migraña | Sinus | Tensión | Grupo | ATM |

FECHA: _______________ **TIEMPO [ ]:** _______________ _______________

☐ ☐ ☐ ☐ ☐ ☐

Intensidad del dolor

| 1 | 2 | 3 | 4 | 5 | 6 | 7 | 8 | 9 | 10 |

Disparadores

☐ Hambre	☐ Insomnio
☐ Luces brillantes	☐ Enfermedad
☐ Café	☐ Cansancio
☐ Estrés en el trabajo	☐ Olores/ Aromas
☐ Estrés en casa	☐ Movimiento
☐ comidas salteadas	☐ Tensión ocular
☐ Ansiedad	☐ _______________

Medidas de alivio

Medicación	
Agua	
Dormir	
Ejercicio	
Otros	
Otros	

Notas:

Libro de migraña

Libro de migraña

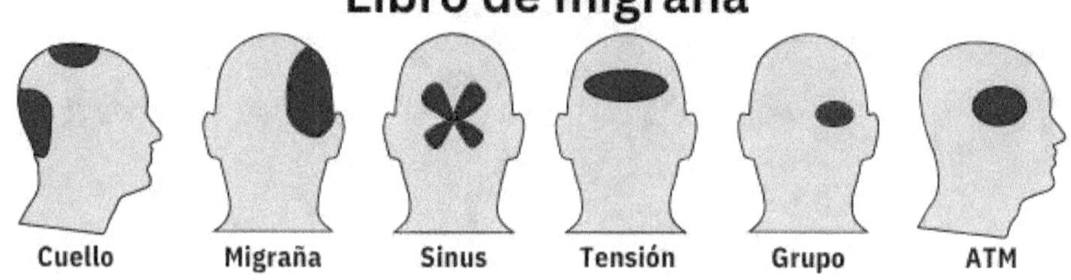

FECHA: _______________ **TIEMPO [ ]:** _______________ _______________

Intensidad del dolor

1	2	3	4	5	6	7	8	9	10

Disparadores

- ☐ Hambre
- ☐ Luces brillantes
- ☐ Café
- ☐ Estrés en el trabajo
- ☐ Estrés en casa
- ☐ comidas salteadas
- ☐ Ansiedad

- ☐ Insomnio
- ☐ Enfermedad
- ☐ Cansancio
- ☐ Olores/ Aromas
- ☐ Movimiento
- ☐ Tensión ocular
- ☐ _______________

Medidas de alivio

Medicación	
Agua	
Dormir	
Ejercicio	
Otros	
Otros	

Notas: _______________

Libro de migraña

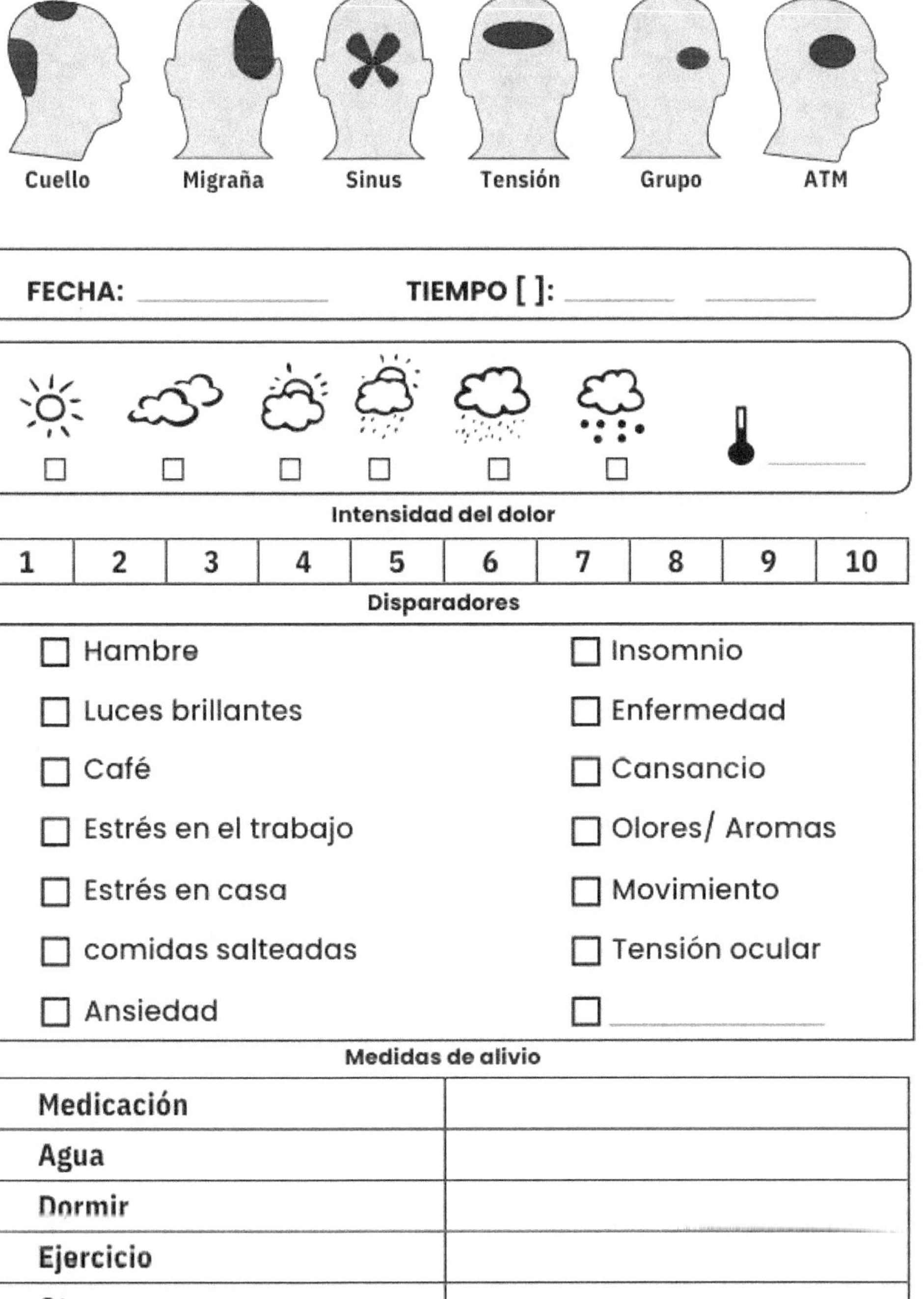

Libro de migraña

Libro de migraña

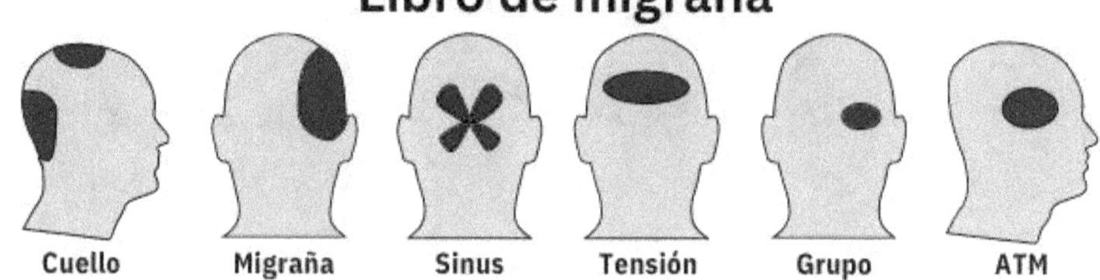

FECHA: _______________   TIEMPO [ ]: _______________

□   □   □   □   □   □   🌡️ _______

Intensidad del dolor

1	2	3	4	5	6	7	8	9	10

Disparadores

□ Hambre	□ Insomnio
□ Luces brillantes	□ Enfermedad
□ Café	□ Cansancio
□ Estrés en el trabajo	□ Olores/ Aromas
□ Estrés en casa	□ Movimiento
□ comidas salteadas	□ Tensión ocular
□ Ansiedad	□ _______________

Medidas de alivio

Medicación	
Agua	
Dormir	
Ejercicio	
Otros	
Otros	

Notas: _______________

Libro de migraña

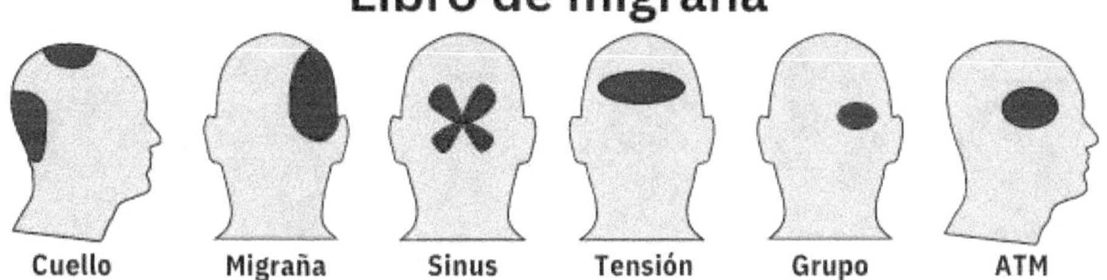

FECHA: _______________   **TIEMPO [ ]:** _______________   _______________

☐   ☐   ☐   ☐   ☐   ☐

Intensidad del dolor

1	2	3	4	5	6	7	8	9	10

Disparadores

☐ Hambre	☐ Insomnio
☐ Luces brillantes	☐ Enfermedad
☐ Café	☐ Cansancio
☐ Estrés en el trabajo	☐ Olores/ Aromas
☐ Estrés en casa	☐ Movimiento
☐ comidas salteadas	☐ Tensión ocular
☐ Ansiedad	☐ _______________

Medidas de alivio

Medicación	
Agua	
Dormir	
Ejercicio	
Otros	
Otros	

Notas:

Libro de migraña

Libro de migraña

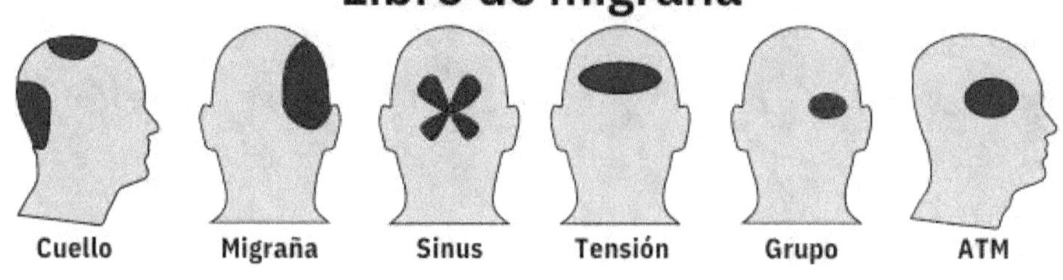

FECHA: _______________ **TIEMPO [ ]:** ______________ ___________

☐ ☐ ☐ ☐ ☐ ☐ 🌡 __________

Intensidad del dolor

1	2	3	4	5	6	7	8	9	10

Disparadores

☐ Hambre	☐ Insomnio
☐ Luces brillantes	☐ Enfermedad
☐ Café	☐ Cansancio
☐ Estrés en el trabajo	☐ Olores/ Aromas
☐ Estrés en casa	☐ Movimiento
☐ comidas salteadas	☐ Tensión ocular
☐ Ansiedad	☐ ________________

Medidas de alivio

Medicación	
Agua	
Dormir	
Ejercicio	
Otros	
Otros	

Notas:

Libro de migraña

Libro de migraña

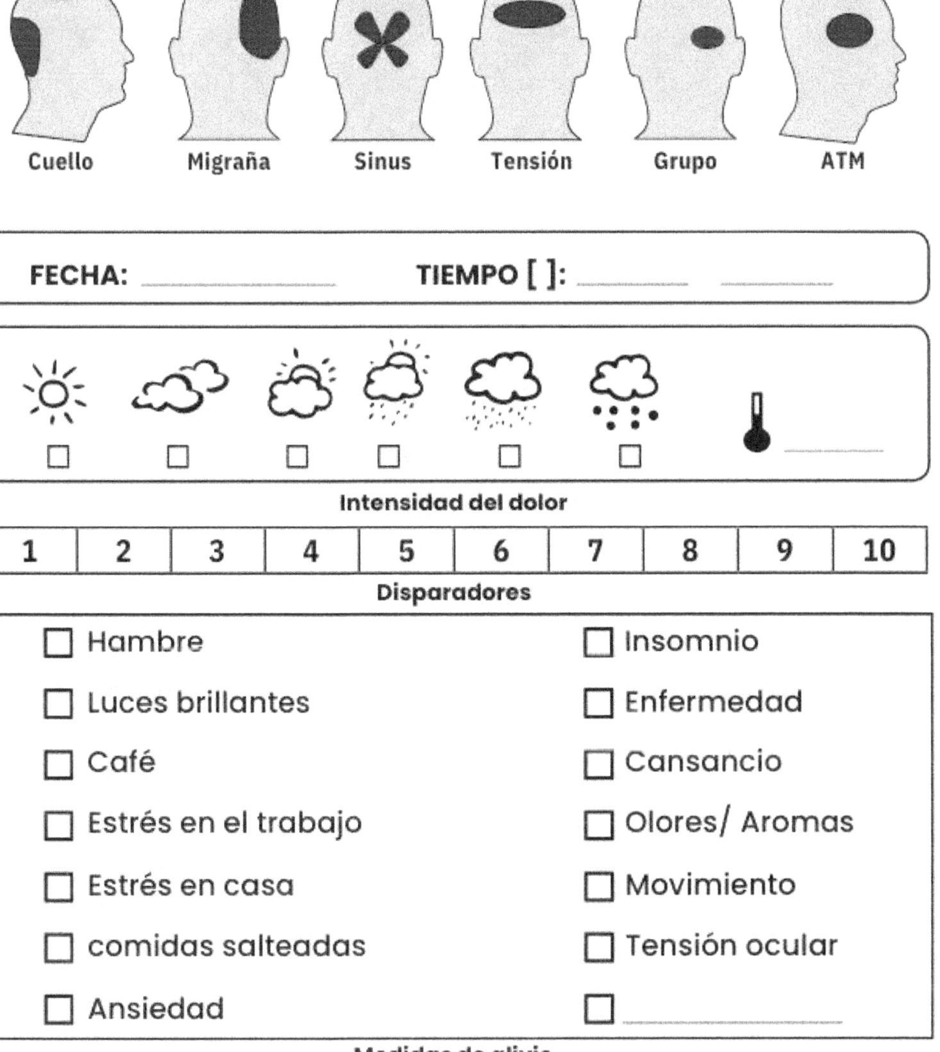

Cuello	Migraña	Sinus	Tensión	Grupo	ATM

FECHA: _______________   **TIEMPO [ ]:** _______________

Intensidad del dolor

1	2	3	4	5	6	7	8	9	10

Disparadores

☐ Hambre	☐ Insomnio
☐ Luces brillantes	☐ Enfermedad
☐ Café	☐ Cansancio
☐ Estrés en el trabajo	☐ Olores/ Aromas
☐ Estrés en casa	☐ Movimiento
☐ comidas salteadas	☐ Tensión ocular
☐ Ansiedad	☐ _______________

Medidas de alivio

Medicación	
Agua	
Dormir	
Ejercicio	
Otros	
Otros	

Notas:

Libro de migraña

Libro de migraña

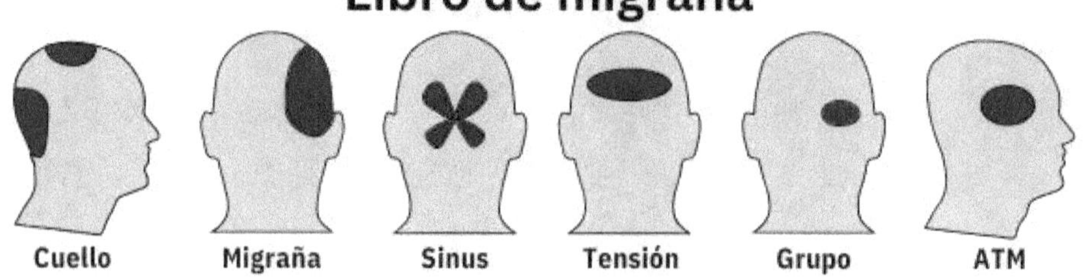

FECHA: _______________   **TIEMPO [ ]:** _______________   _______________

Intensidad del dolor

1	2	3	4	5	6	7	8	9	10

Disparadores

☐ Hambre	☐ Insomnio
☐ Luces brillantes	☐ Enfermedad
☐ Café	☐ Cansancio
☐ Estrés en el trabajo	☐ Olores/ Aromas
☐ Estrés en casa	☐ Movimiento
☐ comidas salteadas	☐ Tensión ocular
☐ Ansiedad	☐ _______________

Medidas de alivio

Medicación	
Agua	
Dormir	
Ejercicio	
Otros	
Otros	

Notas: _______________

Libro de migraña

Libro de migraña

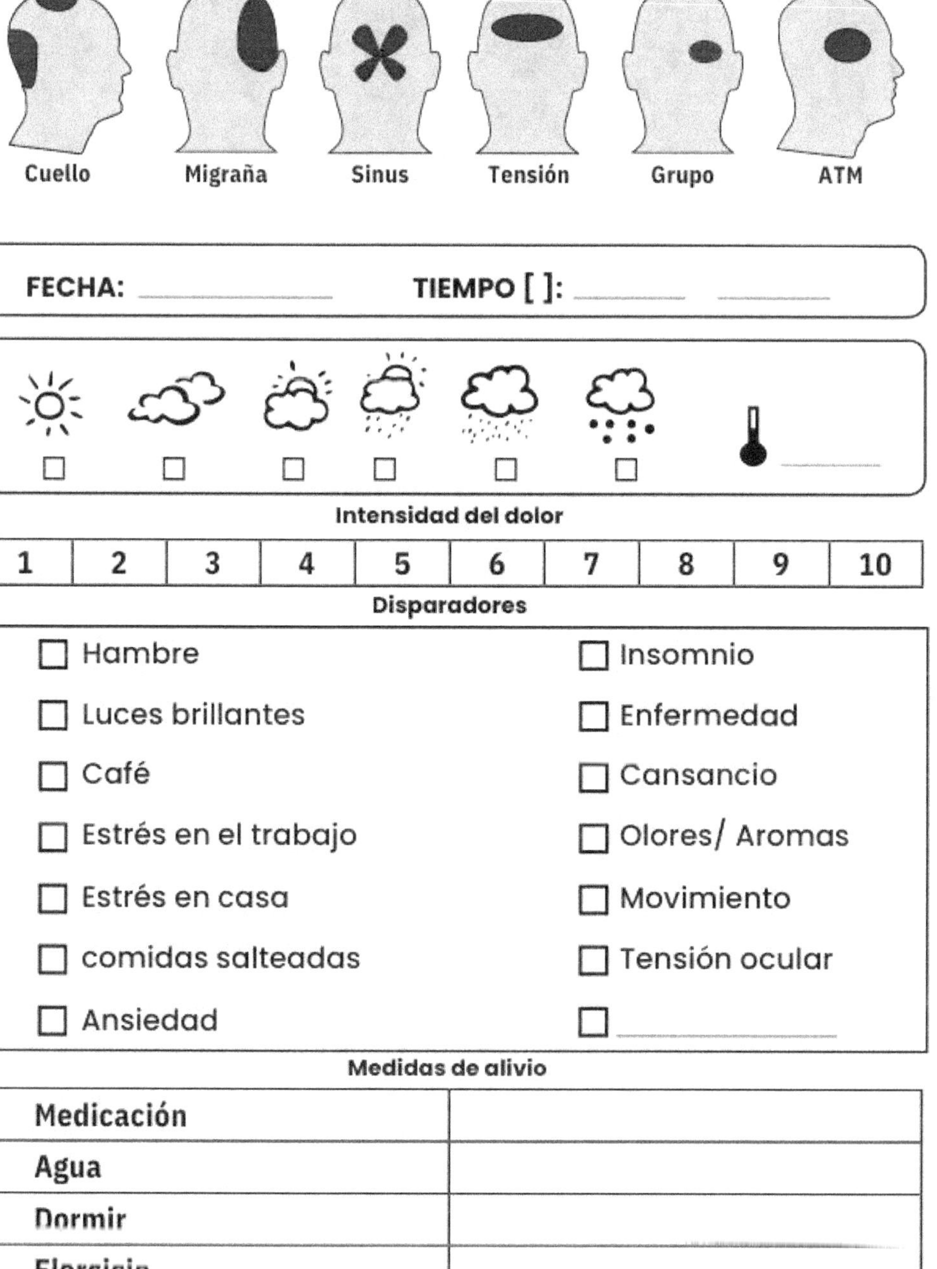

Libro de migraña

Libro de migraña

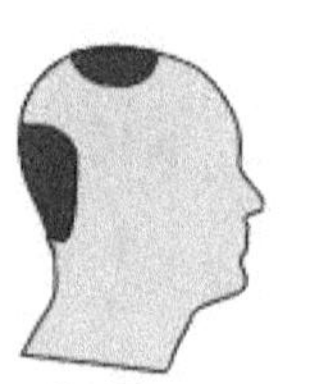 Cuello   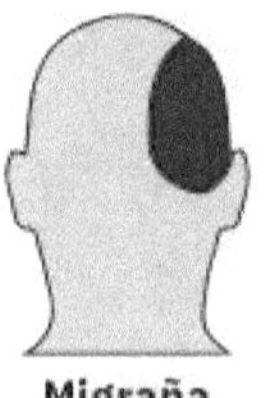 Migraña   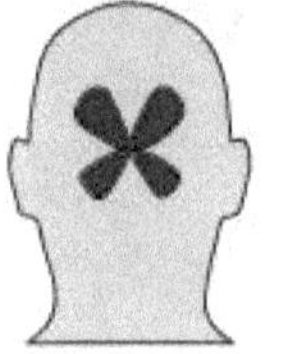 Sinus   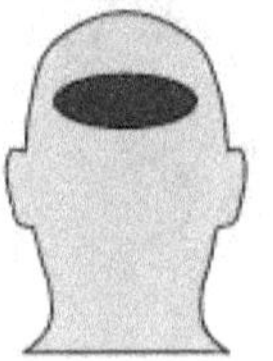 Tensión   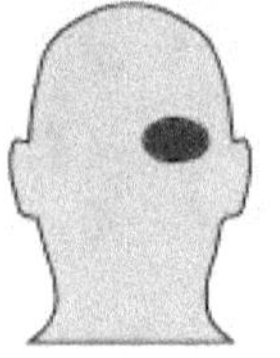 Grupo   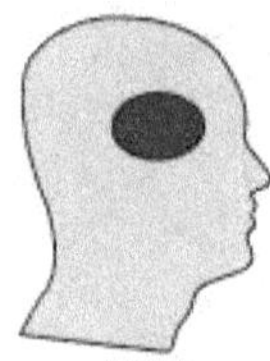 ATM

FECHA: _______________ TIEMPO [ ]: _______________

☐ ☐ ☐ ☐ ☐ ☐   🌡 _______________

Intensidad del dolor

1	2	3	4	5	6	7	8	9	10

Disparadores

☐ Hambre	☐ Insomnio
☐ Luces brillantes	☐ Enfermedad
☐ Café	☐ Cansancio
☐ Estrés en el trabajo	☐ Olores/ Aromas
☐ Estrés en casa	☐ Movimiento
☐ comidas salteadas	☐ Tensión ocular
☐ Ansiedad	☐ _______________

Medidas de alivio

Medicación	
Agua	
Dormir	
Ejercicio	
Otros	
Otros	

Notas: _______________

Libro de migraña

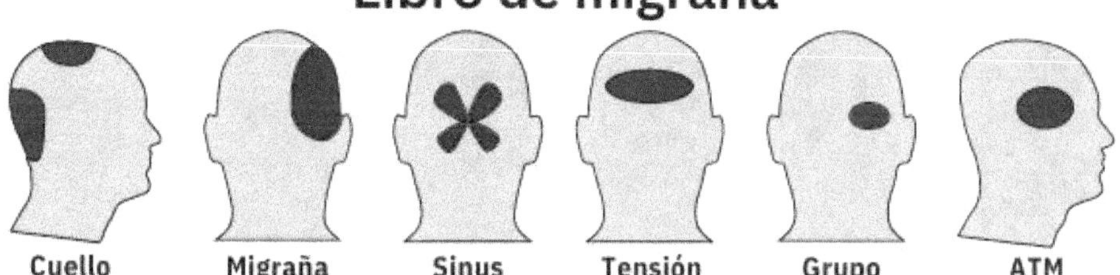

FECHA: ___________________   TIEMPO [ ]: ______________ __________

☐   ☐   ☐   ☐   ☐   ☐

Intensidad del dolor

1	2	3	4	5	6	7	8	9	10

Disparadores

☐ Hambre   ☐ Insomnio

☐ Luces brillantes   ☐ Enfermedad

☐ Café   ☐ Cansancio

☐ Estrés en el trabajo   ☐ Olores/ Aromas

☐ Estrés en casa   ☐ Movimiento

☐ comidas salteadas   ☐ Tensión ocular

☐ Ansiedad   ☐ ___________________

Medidas de alivio

Medicación	
Agua	
Dormir	
Ejercicio	
Otros	
Otros	

Notas:

Libro de migraña

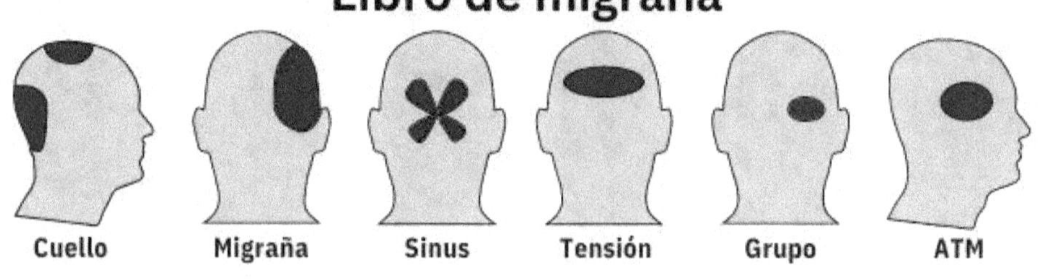

FECHA: _________________   TIEMPO [ ]: _____________________

Intensidad del dolor

1	2	3	4	5	6	7	8	9	10

Disparadores

☐ Hambre	☐ Insomnio
☐ Luces brillantes	☐ Enfermedad
☐ Café	☐ Cansancio
☐ Estrés en el trabajo	☐ Olores/ Aromas
☐ Estrés en casa	☐ Movimiento
☐ comidas salteadas	☐ Tensión ocular
☐ Ansiedad	☐ __________________

Medidas de alivio

Medicación	
Agua	
Dormir	
Ejercicio	
Otros	
Otros	

Notas:

Libro de migraña

Libro de migraña

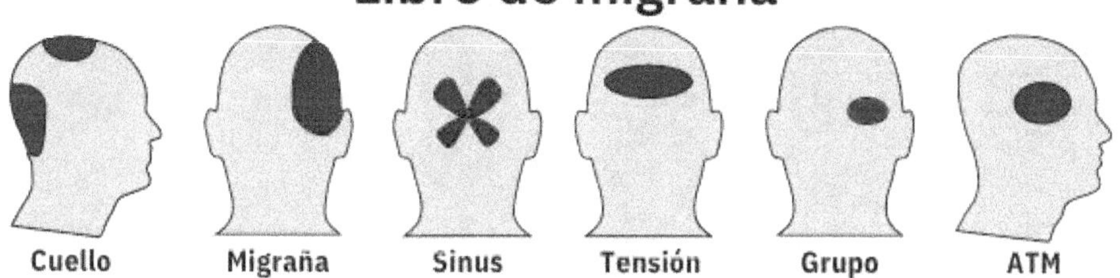

FECHA: _______________   **TIEMPO [ ]:** _______________

☐ ☐ ☐ ☐ ☐ ☐

Intensidad del dolor

1	2	3	4	5	6	7	8	9	10

Disparadores

☐ Hambre	☐ Insomnio
☐ Luces brillantes	☐ Enfermedad
☐ Café	☐ Cansancio
☐ Estrés en el trabajo	☐ Olores/ Aromas
☐ Estrés en casa	☐ Movimiento
☐ comidas salteadas	☐ Tensión ocular
☐ Ansiedad	☐ _______________

Medidas de alivio

Medicación	
Agua	
Dormir	
Ejercicio	
Otros	
Otros	

Notas:

Libro de migraña

Libro de migraña

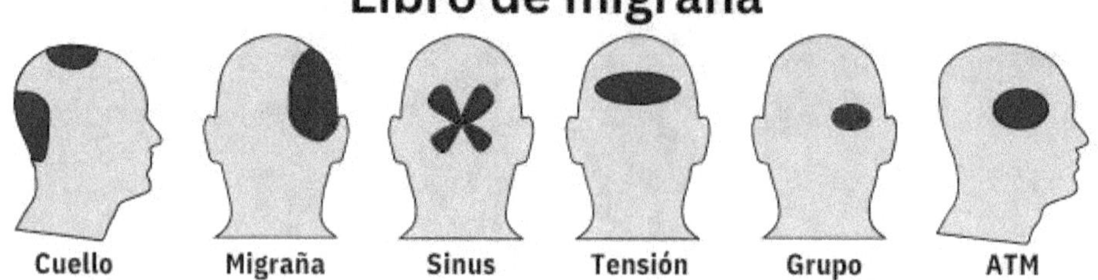

FECHA: ________________   TIEMPO [ ]: ________________ ________________

Intensidad del dolor

1	2	3	4	5	6	7	8	9	10

Disparadores

- ☐ Hambre
- ☐ Luces brillantes
- ☐ Café
- ☐ Estrés en el trabajo
- ☐ Estrés en casa
- ☐ comidas salteadas
- ☐ Ansiedad

- ☐ Insomnio
- ☐ Enfermedad
- ☐ Cansancio
- ☐ Olores/ Aromas
- ☐ Movimiento
- ☐ Tensión ocular
- ☐ ________________

Medidas de alivio

Medicación	
Agua	
Dormir	
Ejercicio	
Otros	
Otros	

Notas:

Libro de migraña

Libro de migraña

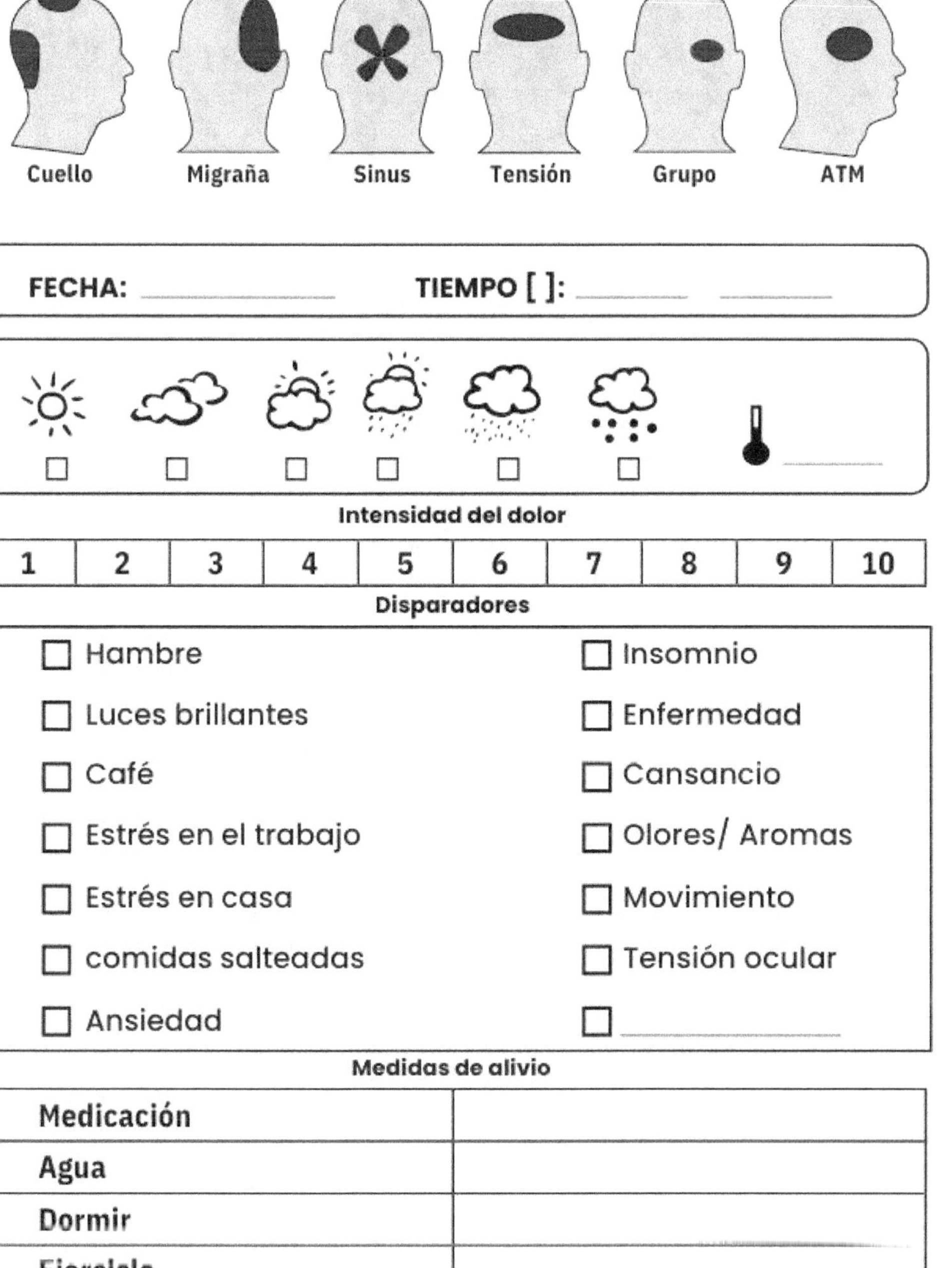

Disparadores

☐ Hambre	☐ Insomnio
☐ Luces brillantes	☐ Enfermedad
☐ Café	☐ Cansancio
☐ Estrés en el trabajo	☐ Olores/ Aromas
☐ Estrés en casa	☐ Movimiento
☐ comidas salteadas	☐ Tensión ocular
☐ Ansiedad	☐ _______________

Medidas de alivio

Medicación	
Agua	
Dormir	
Ejercicio	
Otros	
Otros	

Notas:

Libro de migraña

Libro de migraña

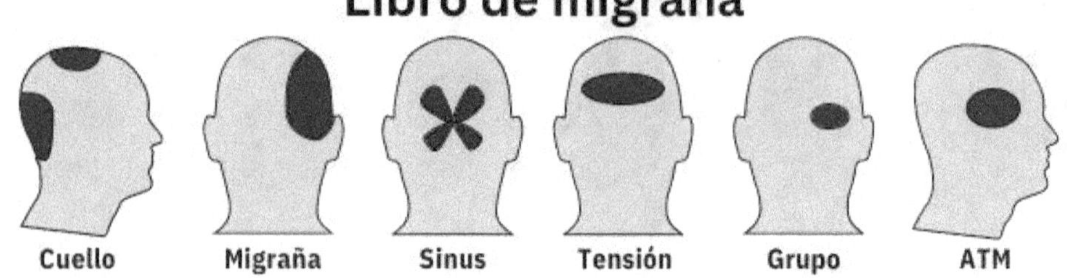

FECHA: _________________   **TIEMPO [ ]:** _________   _________

☐ ☐ ☐ ☐ ☐ ☐

Intensidad del dolor

1	2	3	4	5	6	7	8	9	10

Disparadores

☐ Hambre   ☐ Insomnio

☐ Luces brillantes   ☐ Enfermedad

☐ Café   ☐ Cansancio

☐ Estrés en el trabajo   ☐ Olores/ Aromas

☐ Estrés en casa   ☐ Movimiento

☐ comidas salteadas   ☐ Tensión ocular

☐ Ansiedad   ☐ ________________

Medidas de alivio

Medicación	
Agua	
Dormir	
Ejercicio	
Otros	
Otros	

Notas: _________________

Libro de migraña

Libro de migraña

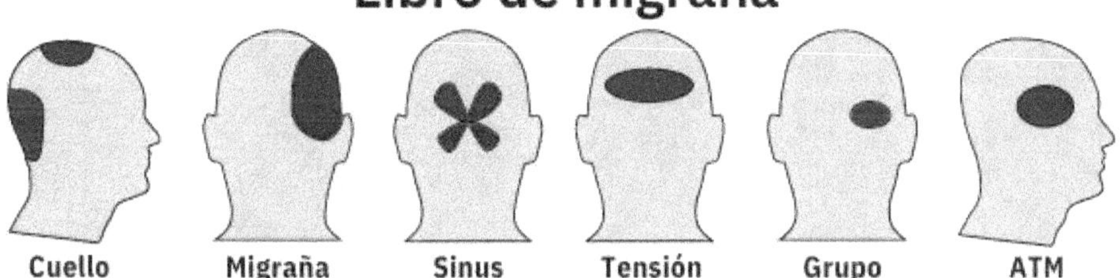

FECHA: _____________ **TIEMPO [ ]:** _____________ _____________

☐ ☐ ☐ ☐ ☐ ☐

Intensidad del dolor

1	2	3	4	5	6	7	8	9	10

Disparadores

☐ Hambre ☐ Insomnio

☐ Luces brillantes ☐ Enfermedad

☐ Café ☐ Cansancio

☐ Estrés en el trabajo ☐ Olores/ Aromas

☐ Estrés en casa ☐ Movimiento

☐ comidas salteadas ☐ Tensión ocular

☐ Ansiedad ☐ _____________

Medidas de alivio

Medicación	
Agua	
Dormir	
Ejercicio	
Otros	
Otros	

Notas:

Libro de migraña

Libro de migraña

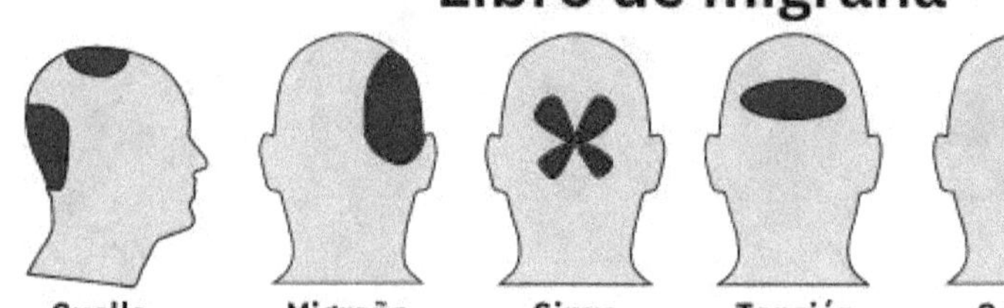

FECHA: _______________   TIEMPO [ ]: _________   _________

☐   ☐   ☐   ☐   ☐   ☐   _________

Intensidad del dolor

1	2	3	4	5	6	7	8	9	10

Disparadores

☐ Hambre   ☐ Insomnio

☐ Luces brillantes   ☐ Enfermedad

☐ Café   ☐ Cansancio

☐ Estrés en el trabajo   ☐ Olores/ Aromas

☐ Estrés en casa   ☐ Movimiento

☐ comidas salteadas   ☐ Tensión ocular

☐ Ansiedad   ☐ _______________

Medidas de alivio

Medicación	
Agua	
Dormir	
Ejercicio	
Otros	
Otros	

Notas: _______________________________________

Libro de migraña

Libro de migraña

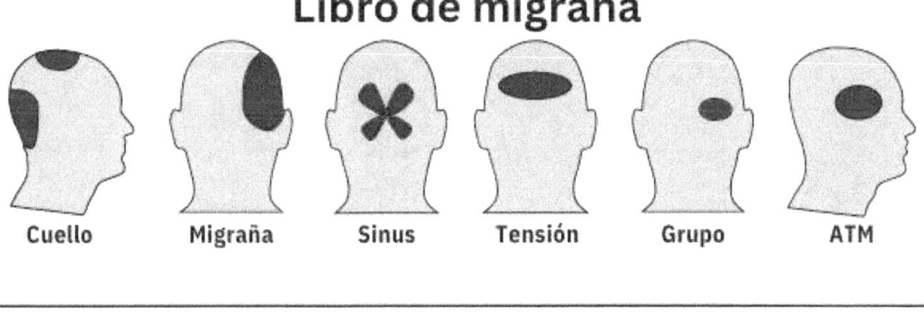

FECHA: _____________   **TIEMPO [ ]:** _____________   _____________

Intensidad del dolor

1	2	3	4	5	6	7	8	9	10

Disparadores

- ☐ Hambre
- ☐ Luces brillantes
- ☐ Café
- ☐ Estrés en el trabajo
- ☐ Estrés en casa
- ☐ comidas salteadas
- ☐ Ansiedad

- ☐ Insomnio
- ☐ Enfermedad
- ☐ Cansancio
- ☐ Olores/ Aromas
- ☐ Movimiento
- ☐ Tensión ocular
- ☐ _____________

Medidas de alivio

Medicación	
Agua	
Dormir	
Ejercicio	
Otros	
Otros	

Notas:

Libro de migraña

www.ingramcontent.com/pod-product-compliance
Lightning Source LLC
LaVergne TN
LVHW050652200726
843506LV00010B/1485